# EL
# LIBRO
# DE LA
# MODA

# Nina García

ILUSTRADO POR RUBÉN TOLEDO

TRADUCIDO DEL INGLÉS POR ROSANA ELIZALDE

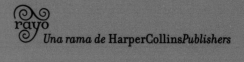

*Una rama de HarperCollinsPublishers*

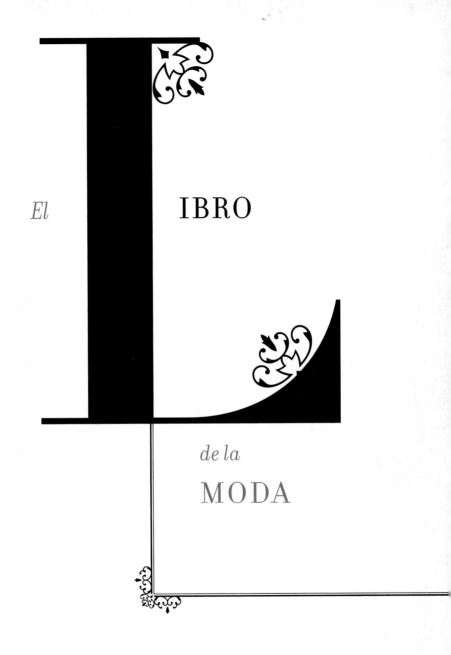

# El LIBRO de la MODA

*Diseño del libro por Shubhani Sarkar*

Este libro fue publicado originalmente en inglés en el año 2007 por Collins, una rama de HarperCollins Publishers.

PRIMERA EDICIÓN RAYO, 2008

Library of Congress ha catalogado la edición en inglés.

ISBN: 978-0-06-147077-6

08   09   10   11   12   DIX/RRD   10   9   8   7   6   5   4   3   2   1

*La inspiración no da aviso.*

GABRIEL GARCÍA MÁRQUEZ

# Contenido

# Prólogo

CRECÍ EN UNA CIUDAD insoportablemente calurosa en el extremo noroeste de Colombia, un lugar donde el estilo y el arte formaban parte de la cultura. Estuve siempre rodeada de mujeres increíblemente brillantes, seguras y femeninas, mujeres que sabían quiénes eran y qué imagen querían transmitir al mundo. Sabían cómo comprar la ropa adecuada para sus cuerpos, cómo suprimir lo que no les quedaba bien y cómo mantenerse alejadas de las modas pasajeras y mantener un aura de estilo de todos los tiempos. Mi propósito en este libro es inspirarte a ti del mismo modo que estas mujeres me inspiraron a mí.

Mamá y Papá

# Nota de la Autora

## DE DONDE VENGO:
### Cirugías plásticas, lino blanco y botas de lona L.L. Bean

POR LA MAÑANA, EN BARRANQUILLA, me sentaba en el piso del guardarropa de mi madre y la miraba. Mi madre era la clase de mujer que le daba a la modista la llave de su casa (y más adelante la convencía para que se mudara con ella), pero mantenía la puerta de su guardarropa cerrada con llave todo el tiempo. Su guardarropa era enorme, extraordinario y de acceso prohibido—nadie podía ir ahí sin estar ella presente. Cada prenda de ropa era cuidada meticulosamente y yo no debía tocar nada. Cada vestido, falda y pantalón era modificado para adaptarlos a su cuerpo y ella los cambiaba, agregándoles mangas, levantando dobladillos, para hacerlos propios. El guardarropa de mi madre revelaba quién era: elegante, una actriz frustrada y una mujer obsesionada. Debían arreglarle el pelo todos los días; se rehusaba a salir de su casa sin lápiz labial; Dios sabe cuántas cirugías estéticas tenía. De niña, nunca comprendí porqué se cuidaba tanto.

Mi padre era increíblemente encantador e increíblemente buen mozo, y como tal, muy seductor. Tenía el poder de hacerme creer que el lino blanco era el único género que un hombre debía usar. El calor era implacable en nuestra ciudad industrial cerca del Ecuador: para estar cómodo, mi padre usaba sólo pantalones de lino blanco y gua-

yaberas (camisas de lino cubanas) blancas. Todos los días veía a mi padre partir hacia el trabajo con el mismo atuendo, y todos los días pensaba que se lo veía asombroso. Le obsesionaba viajar (ellos eran una pareja bastante obsesiva). Mis padres me sacaban de la escuela durante semanas enteras y recorríamos el mundo. Japón, India, Francia, Italia. Mi padre siempre nos llevaba a algún lugar frío durante los meses de invierno, usualmente a las montañas a esquiar, con una parada en Nueva York o París. Dado que tanto del tiempo de mi padre transcurría en el calor y la humedad opresiva de Barranquilla, realmente parecía encaprichado con el invierno. En todos estos viajes, aprendí sobre cultura, modas, arte pero, sobre todo, aprendí cuán diferente se visten todos. Cuando regresábamos a casa, mi madre tenía pilas de ropa nueva que necesitaba ser modificada. Mi padre se ponía nuevamente sus trajes de lino blanco y se encaminaba al trabajo. Y yo volvía a la escuela luciendo la última moda parisina, pero un mes atrasada en las divisiones largas de la clase de matemática. Yo me quejaba ante mi padre, a quien esto le importaba mucho menos que a mí. "Pero has visto el mundo," me decía. "¡Siempre hay tiempo para ponerse al día con las divisiones!"

A los quince años, mis padres me enviaron a un internado de chicas en Wellesley, Massachussets. El primer día entré al colegio con una falda corta, tacones altos y una piel de conejo. Y ahí me encontré rodeada de pantalones kakis, *jeans*, suéteres tejidos con ochos en tonos pastel, cinturones de cinta. "Miren a la princesa colombiana," deben de haber pensado las chicas americanas. "Nos la comeremos en el almuerzo." Miré a mí alrededor en esta pequeña burbuja de clase alta. Todas jugaban lacrosse y estaban vestidas iguales, más como chicos que como chicas. Recuerdo haber pensado: "¿Dónde diablos estoy?" Antes de ese momento, yo me consideraba realmente americana y pensaba que lo había visto todo. Había estado

en Nueva York, París, Roma pero nunca había visto esto que llamaban "niñas *preppy*." Pero ahí estaba, en quizás el más pituco de los lugares de América, casi hiperventilando ante mi primera experiencia de choque cultural.

Mi madre me llevó al centro de la ciudad de Wellesley para ver si podíamos encontrar algo que me ayudara a no desentonar tanto. La única prenda que encontré de algún modo atractiva fue un cárdigan de angora rosa con botones de perlas (ya sé). Lamenté la compra casi de inmediato y el cárdigan terminó pronto arrumbado en las remotas profundidades de mi clóset, para nunca más ser usado. Decidí mantenerme fiel a mí misma—no iba a ser intimidada, menos por chicas que usaban botas de lona L.L. Bean.

Nada puede preparar a una chica colombiana para la visión de cien chicas americanas caminando con dificultad por un campus en botas de lona. Estoy segura de que me consideré absolutamente superior, pero ahora admiro muchas de esas cosas americanas, pienso que un par de *jeans* y una camisa blanca pueden ser el más fabuloso de los atuendos. Se trata más bien de cómo los llevas. Y amo una cartera Chanel, pero también veo la perfección en un bolso grande L.L. Bean. Funcional, chic, sencillo. Se trata más bien de cómo lo cargas. De modo que estoy orgullosa de decir que debo una gran parte de mi estilo a la mujer fuerte, colorida de Colombia, que me enseñó que el modo en que te presentas al mundo es importante. Y le debo mucho a ese hombre vestido de lino blanco que repelía la matemática y en cambio me empujó a ver el mundo. Y también le debo un poquito a ese grupo de chicas *preppy* de la escuela que me produjo mi primer choque cultural, que me dio la oportunidad de mantenerme fiel a mí misma y que comprendió las virtudes de la simplicidad mucho antes que yo (aunque esas botas todavía no me convencen).

Este libro te cambiará la vida. Bien, tal vez eso sea un poquito

dramático. Tal vez no te cambiará la vida. Pero cambiará tu clóset, lo que a su vez cambiará tu actitud, lo cual, en realidad, puede cambiar tu vida. De modo que quizá no sea tan dramático. Está a tu juicio. Éste no es un libro de reglas. Es un libro sobre estilo. No voy a decirte cuándo ponerte pantalones blancos o cuándo no usar sandalias. En lugar de eso, quiero ayudarte a fortalecer la confianza en tu estilo, a encontrar lo que va bien para ti, a eliminar la ropa inadecuada de tu clóset, te enseñaré qué debes buscar y te daré algunos trucos de este oficio. Éste es un curso intensivo sobre referencias de estilo, consejos prácticos desde adentro del mundo de la moda y sobre cómo evitar ser una víctima de la moda. Con este libro te ofrezco mis propias convicciones, algunas sugerencias, algo de mis filosofías personales y un poquito de historia. Espero ayudarte a simplificar tu estilo personal ayudándote a construir una base, cultivada a partir de la perspectiva de una editora de moda que ya ha hecho el trabajo de campo (años de desfiles de moda y vuelos subvencionados por Ambien... o, de nada.)

La intención de este libro es despertar la editora de moda que está dentro de ti y ayudarte a decidir qué imagen quieres transmitir al mundo. Sobre todo, la intención de *El Libro de la Moda* es inspirarte y hacer que la moda sea divertida. Y si esto cambia tu vida al mismo tiempo, bien, no digas que nunca hice nada por ti.

*Nina*

EL
**LIBRO**
DE LA
MODA

Capítulo Uno

## SÉ TU PROPIA MUSA

"Nada hace más hermosa a una mujer que la creencia de que es hermosa."

SOPHIA LOREN

uando una mujer hermosa entra a una habitación, puede suceder que yo levante mi mirada un momento, pero pronto regreso a mi plato principal o a mi conversación o al menú de postres. Seamos honestas: la belleza no es tan interesante (y ciertamente no más interesante que el menú de postres). Pero cuando una mujer segura de sí misma entra a una habitación, es fascinante. Miraré mientras se mueve con desenvoltura, dueña de sí misma. Generalmente no es la que lleva un vestido negro sencillo. Es la que lleva una camisa interesante y una falda *vintage*, y yo inmediatamente quiero saber dónde las consiguió. Posiblemente no sea la mujer más despampanantemente hermosa que haya visto, pero tiene una forma de llevarse a sí misma que puede convertirla en la más intrigante. La confianza en ti misma es cautivante, es poderosa y no se desvanece—y eso es infinitamente más interesante que la belleza.

El primer paso, y el más importante para desarrollar estilo, es proyectar ese tipo de confianza; el tipo de confianza que les dice a los otros que te respetas a ti misma, te amas a ti misma y te vistes para ti misma y no para otros. Tú eres tu propia musa. El estilo viene de saber quién eres y quién quieres ser en el mundo; no viene del deseo de ser otra persona, o del deseo de ser más delgada, más baja, más alta o más hermosa. Muchas de las mujeres con más estilo en el mundo no han sido grandes bellezas, pero todas ellas han dispuesto de una

gran cantidad de confianza en sí mismas. Nos hicieron pensar que eran hermosas simplemente porque así lo creían ellas. No dejaban que ninguna otra persona las definiera; se definían ellas mismas.

Yo realmente admiro a las mujeres que se aman a si mismas, aún cuando no sean la norma de belleza estándar. A mi me fascinan los "íconos imperfectos," las chicas que no son para nada las más hermosas del salón, pero tienen confianza en sí mismas y piensan que son hermosas, de modo que otros piensan que lo son. Me maravillo ante una mujer de seis pies de altura sobre unos tacones aguja, una mujer de trasero grande luciendo una falda que marca sus curvas, una mujer de pecho chato con una remera ajustada, de escote bajo. Cuando una mujer abraza sus "imperfecciones," éstas pueden convertirse en sus mayores fortalezas, definir su carácter y espíritu. Cuando ella halaga sus debilidades y atrae tu atención hacia sus defectos, los hace especiales, atractivos y hasta incluso envidiables.

La confianza en sí misma no tiene nada que ver con la estética y todo que ver con la actitud. Nada le queda mejor a una mujer que ese aire de seguridad, y cuando ella realmente lo posee, es implacable y deslumbrante. La seguridad es algo que puede instantáneamente subir el volumen de la belleza de una mujer. Cuando se trata de estilo y seguridad en ti misma, tienes que aprender a moverte con ellos, lo que puede ser una tarea enorme. Todas tenemos nuestras inseguridades. Pero tú simplemente sabes cuando estás en compañía de una mujer segura de sí misma. Aún (o especialmente) de cara a las imperfecciones, su aire es asombroso. Su belleza está alimentada por algo dentro de sí misma. No es que no se preocupe por su apariencia; por lo contrario, está tan cómoda con quien es que hasta abraza sus peculiaridades e imperfecciones.

La mujer segura de sí misma se ama enteramente. Piensa en Lauren Hutton y su sonrisa de dientes separados. Piensa en Frida

Kahlo y su uniceja. Piensa en la Duquesa de Windsor, quien no es una gran belleza. Piensa en Barbra Streisand y su nariz griega. Fíjate cómo sus cabezas están siempre erguidas y sus imperfecciones están siempre exhibidas, nunca escondidas o pidiendo disculpas. Mira a esas mujeres. Sigue su guía. Mantén tu cabeza erguida y haz alarde de tus defectos—la confianza debería venir a continuación. Y si nada de esto tiene éxito, simúlala. La seguridad en ti misma es la clase de cosas que puedes simular y que terminarás realmente creyendo tenerla (ay, ¡si eso fuera verdad en otros terrenos!). Tienes que primero colocarte en un pedestal antes de que alguien te vaya a admirar.

Tú eres la diosa, de modo que comienza a tratarte a ti misma de acuerdo a eso. Hazte arreglar el cabello y hacer las uñas, toma largos baños, usa perfumes estupendos. Haz lo que sea que te haga sentir asombrosa. Tienes que mimarte porque nadie más lo hará por ti. Comienza por adorarte a ti misma. Ámate a ti misma de adentro hacia fuera, y lenta pero seguramente empezarás a sentirte cómoda en ese pedestal, e irradiarás el tipo de seguridad que los otros admiran. Y, una vez en ese pedestal, lo que vistas también importa. Las sudaderas simplemente no funcionan. Te lo prometo, un buen vestido o una falda sensacional te harán sentir mucho más digna del centro de atención y los otros te verán de ese modo también.

*Lo que vistes es la forma en que te presentas al mundo, especialmente hoy, cuando los contactos humanos son tan fugaces. La moda es el lenguaje instantáneo.*

MIUCCIA PRADA

Este lenguaje instantáneo es mucho más agudo de lo que se le reconoce a veces. Podrías decir que son sólo ropa, zapatos y carteras. Y la gente lo dice, día tras día. Pero yo pienso que es más que sólo ropa, zapatos y carteras. Son una gran parte del carácter de una mujer y nos dicen un poquito de su historia sin decir una palabra.

Fue también Miuccia Prada quien dijo: "Yo consideraba que la moda era estúpida porque pensaba que había profesiones más inteligentes y nobles, como la política, la medicina o la ciencia." Y creo que toda mujer tiene esta duda en un momento u otro. Yo la tuve. Pasé cuatro años de universidad tratando de descubrir qué quería hacer que no involucrara la industria de la moda. Pero siempre regresaba a ella. Y no por las muestras gratis (no son tan gratis como te lo imaginarías). Regresaba a ella porque estaba enamorada del estilo, y finalmente reconocí que era algo importante y prestigioso.

Siempre he encontrado que las mujeres con un estilo personal sorprendente son poderosas, interesantes y sí, hasta inteligentes. Muy inteligentes. Saben quiénes son y qué quieren proyectar al mundo. Estas mujeres comprenden que lo que se ponen en la mañana es lo primero que la gente ve de ellas. Le cuenta al mundo un poquito de su historia. Y, más importante, sus ropas afectan la forma en que se sienten a lo largo de todo el día.

Piensa en esto cuando te pares frente a tu guardarropa a la mañana contemplando esas opciones seguras *(ugh)*, esas prendas de moda *(ugh)* y aquellas que le dicen al mundo quién eres (sí). Cuando eliges de acuerdo a tu musa interna, proyectas un aura de confianza y seguridad en ti misma que ninguna persona puede afectar.

*Y una vez que tienes confianza en ti misma, el resto no es nada.*

6

*Yo no era fea. Tal vez jamás sería alguien por quien los hombres perderían sus cabezas, pero no tenía que ser fea nunca más. Este conocimiento era como una canción dentro de mí. De repente todo se hizo comprensible. Si eras saludable, estabas en forma y bien vestida, podías ser atractiva.*

ELSIE DE WOLFE

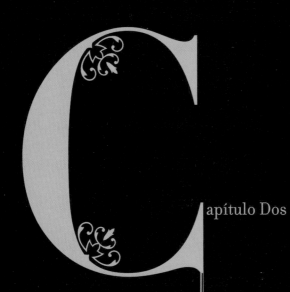

Capítulo Dos

LO BÁSICO

# "La moda puede comprarse. El estilo es algo que uno debe poseer."

EDNA WOOLMAN CHASE

s realmente especial cuando ves a esa chica que es tan diferente, aquella a quien simplemente te tienes que aproximar para preguntarle sobre su falda, camisa, cartera, etc. Yo no veo a esa chica tan a menudo como me gustaría. Sé esa chica. Cualquiera puede estar "a la moda," todo lo que uno tiene que hacer es seguir la manada y acatar las reglas de la estación. Pero el estilo es personal. No hay manada que seguir. No hay reglas. No hay estaciones. El estilo viene de adentro. Si hay algo absoluto acerca del estilo, es que te imputa la responsabilidad a ti misma en todo momento. Tienes que sentirte segura de quien eres en tu interior antes de que puedas alguna vez estar totalmente cómoda al presentarte al mundo exterior. Y la forma en que te presentes al mundo es importante. Está inherentemente relacionado con ti misma. Cada vez que te vistes afirmas algún aspecto de ti misma y de tu identidad. Con estilo, le dices al mundo quién eres, o al menos la historia de quién te gustaría ser ese día en particular. El estilo te brinda oportunidades. Te abre puertas y te otorga la posibilidad de exhibir una faceta de ti misma en una forma obvia e inimitable.

Una mujer con estilo me inspira acercarme a ella y preguntarle: "¿Dónde conseguiste esto?" No está en ninguna revista ni en ninguna pasarela que yo haya visto, y simplemente tengo que descubrir de dónde es. Un mercado de pulgas, el guardarropa de su abuela,

donde sea. Yo sólo sé que no lo he visto antes, y eso es lo más intrigante del mundo. Todos los grandes íconos del estilo lograron esa aura de intriga. Fueron los primeros en aparecer en escena con ropa y accesorios que dejaron al resto del mundo preguntándose: "¿Dónde consiguieron eso?" Porque los íconos del estilo nunca siguen a un líder, nunca acatan reglas.

He pasado diez años en *Elle,* seis de ellos como directora de moda. En todo este tiempo, he estado en numerosos desfiles de moda, he visto imponerse y desaparecer muchas tendencias, he observado a mujeres con estilo venir e irse, a diseñadores levantarse y caer. He estado rodeada por lo moderno y lo fantástico, y he aprendido que hay unas pocas pautas (diez, en mi libro) que todas estas personas modernas y fantásticas conocen. Te las daré a ti directamente, porque cuando se trata de estilo, no hay reglas, tal como dice el cliché, pero definitivamente existe lo básico. Un verdadero ícono del estilo rompe las reglas e ignora las tendencias, pero conoce estos diez elementos básicos al pie de la letra.

## UN ÍCONO DEL ESTILO SABE

- CÓMO EDITAR. Sólo compra lo que le gusta y lo que luce bien en ella.
- INVERTIR EN "LOS HUESOS" (El impermeable clásico, el pequeño vestidito negro...) y, a partir de ahí, construye.
- COMPRAR CON DRAMA. Va por esa prenda excepcional, decadente. Si se enamora, se la lleva a casa.
- LA SUMA IMPORTANCIA DE LOS ZAPATOS. Montones de zapatos.
- Y EL PODER DE LOS ACCESORIOS. Usados de la manera más adecuada.

- QUE DEBE TENER UN BUEN SASTRE.
- CÓMO NO SER VÍCTIMA DE LA MODA. Nunca compra según las tendencias y jamás lleva la cartera de última moda.
- QUE NO ES CUESTIÓN DE DINERO. Luce sus pendientes mejicanos de un mercado de pulgas de la misma forma en que luciría sus diamantes.
- CÓMO COMBINAR.
- CÓMO SER IMPERFECTA. Ella entiende que el día a día no es una sesión de fotos.

*Y eso es estilo.*

## ELEMENTO BÁSICO #1
### Cómo editar

Yo vivo editando y buscando las prendas justas para poner en las páginas de la revista. Temporada tras temporada. Voy a los desfiles de moda en Nueva York, París, Milán y Londres, y elijo los accesorios y la ropa más importantes. Reviso cientos de prendas, buscando las que son realmente extraordinarias y eliminando todo lo que no es absolutamente increíble. Quiero que tú hagas eso con lo que hay dentro de tu guardarropa. Sé una editora. Tu guardarropa debería contener solamente opciones asombrosas—es mucho más fácil que te inspires cuando ves cinco prendas extraordinarias que cuando ves veinticinco prendas y veinte de ellas no son para tanto. Selecciona esas prendas claves y quítate de encima el resto.

A mí no me importa si es la última tendencia o la prenda "que no puedes dejar de tener" en esta temporada. No me importa si gastaste el salario de una semana en ella en 1999. No me importa si la usaste

*Amo a Estados Unidos, y amo a las mujeres americanas, pero hay una cosa que me impacta profundamente… los guardarropas de las americanas. No puedo creer que uno pueda vestirse bien cuando tienes tanto.*

ANDRÉE PUTMAN

todos los días en la universidad y "no podrías soportar separarte de ella." Si no te luce bien, no debería estar en tu guardarropa. ¿Por qué te estás aferrando a esos *jeans* de la secundaria? ¿Por qué te estás aferrando a esos minishorts rosa intenso (en serio, ¿por qué?)?

Tu guardarropa está probablemente que explota, pero ¿cuántas prendas de ahí dentro realmente usas? ¿Cuántas de esas prendas te hacen sentir bien contigo misma? Y ¿cuántas veces has mirado ese guardarropa y has dicho: "¡No tengo nada que ponerme!"? Las mañanas ya son suficientemente difíciles; ayúdate un poquito. Haz una selección en tu guardarropa, después haz una selección de tus hábitos de compra y te prometo que tener estilo será mucho más fácil.

- TIRA LO QUE NO USAS Y LO QUE NO TE QUEDA BIEN. Tan fácil de decir, y sin embargo tan difícil de llevar a cabo. De modo que haz un trato contigo misma. Por cada veinte prendas que tires, puedes comprarte una prenda matadora.
- COMPRA LA TALLA ACERTADA. Si tu talla es 8, no compres 6 "porque vas a adelgazar." Es mejor comprar la talla realista y disfrutar de cómo te hace sentir la ropa en ese momento. Y en verdad, ¿quién quiere un par de pantalones demasiado ajustados en su guardarropa para insultarlos todos los días? Yo prefiero dejarme seducir por el chocolate y un par de pantalones que me favorezcan.
- NO TE DEJES ENGAÑAR POR LAS OFERTAS. Pagar $100 por un par de jeans que cuestan $200 es un gran negocio. Pero si nunca usarás esos jeans, no los necesitas o tal vez ni siquiera te gustan, es un negocio muy caro.
- NO LA JUEGUES DEMASIADO SEGURO. Un guardarropa lleno de opciones seguras no es divertido. ¡Y la moda debería ser divertida! Deberías despertarte a la mañana e inspirarte con

lo que hay en tu guardarropa; veinte faldas negras tienden a producir poca inspiración. Una falda vintage blanca bordada con cuentas produce mucha más inspiración.

- NO COMPRES DE ACUERDO A LAS TENDENCIAS. Eso me vuelve loca. Si la tendencia es lucir mini vestidos color amarillo brillante y a ti no te queda bien el amarillo o los mini vestidos, ¿por qué te comprarías uno? Ponte lo que te queda bien y lo que te haga sentir cómoda.

- SÉ IMPLACABLE AL EDITAR. No te quedes con prendas en tu guardarropa por razones sentimentales. Si definitivamente no puedes desprenderte de esa vieja chaqueta de jean que usabas, consérvala en un depósito y rescátala después de unos años (cuando estés yendo a una fiesta de disfraces). No conserves prendas sólo porque pagaste mucho por ellas. O porque un buen día volverán a quedarte bien. O porque piensas que son hermosas, pero definitivamente no te lucen bien. ¡Despréndete de ellas! Pásaselas a alguien que las use. Si no te las has puesto por años, nunca te las volverás a poner. Tu guardarropa debería estar lleno solamente de prendas que se te vean bien y que te hagan sentir bien contigo misma. ¿Tus jeans apretados de la escuela secundaria? ¿Ese vestido a la moda que no te has puesto nunca? Te lo prometo, no los extrañarás.

*Y ahora estás lista para comenzar.*

---

*Cuanto más sabes, menos necesitas.*

DICHO ABORIGEN

Invierte en los huesos

Los huesos de tu guardarropa son las prendas esenciales que van con casi todo, nunca pierden estilo y son perdurablemente chic. Se supone que serán como una tela en blanco a partir de la cual tú podrás construir el resto. Son confiables y tal vez poco interesantes, pero una mujer con estilo comprende que no todas sus prendas deben ser sorprendentes. Algunas simplemente serán confiables.

Estas diez prendas básicas trascienden el tiempo, las tendencias y los viajes. Pueden ir del día a la noche, de temporada a temporada, y aún pueden ser usadas de aquí a cinco años. Deberían sustituir cualquier moda pasajera—no compres las versiones modernas—estas son los clásicos. Y funcionan exactamente igual de bien en Nueva York, París, Tokio o Sydney.

## El Vestidito Negro

La mejor manera de empezar. Es misterioso y chic, sobrio y provocativo. En su simplicidad, te hace lucir con estilo sin ningún esfuerzo. En su sofisticación, te hace lucir infinitamente elegante. El vestidito negro es el vestido que te dejará brillar—te va a realzar, pero sin desmerecer el resto de ti. Les permite a tu pelo, tus accesorios y a tu personalidad tomar el centro de la escena. Y el efecto estilizante—no nos olvidemos del efecto estilizante.

LA PRUEBA DEL TIEMPO: La leyenda en el mundo de la moda dice que Coco Chanel creó el primer vestidito negro. Representa todo lo que Coco Chanel representó: comodidad, practicidad y atractivo sexual por seguridad en sí misma. Pero las leyendas de la moda siempre tratan de estar asociadas con Coco Chanel. En realidad, el vestidito negro no fue una creación de la brillante diseñadora francesa, nació sim-

plemente de la viabilidad. Años antes de que Chanel hiciera debutar su vestidito negro, esta prenda ya había encontrado su camino hacia el guardarropa de las mujeres. A medida que las mujeres se volvían más y más ocupadas, necesitaban artículos con estilo que fueran también versátiles, cómodos y prácticos. El vestidito negro emergió como un producto de necesidad. Pero, sí, fue Chanel quien perpetuó la leyenda en 1926, cuando exhibió por primera vez su famoso diseño "Ford," que hasta hoy en día sigue siendo una prenda elegante, seductora, favorecedora y práctica.

### Una clásica camisa blanca de hombre

La camisa blanca clásica es tan clave para el estilo americano como los *jeans*. Es chic y sencilla. Práctica y sin pretensiones. Puede estar en un conjunto con *jeans* (Jackie O. en Hyannis), pantalones negros (Uma Thurman en *Pulp Fiction*), una falda larga (Audrey Hepburn en *Roman Holiday*), un vestido (Sharon Stone sobre la alfombra roja). También es increíblemente útil para cubrir un atuendo inadecuado al entrar a un buen hotel (Julia Roberts en *Pretty Woman*).

*El Alfa y Omega del alfabeto de la moda. El universo creativo comienza con su esencialidad y, cualquiera sea el camino que la imaginación tome, culmina con su pureza.*

GIORGIO ARMANI

LA PRUEBA DEL TIEMPO: Nadie sabe quién fue la primera mujer en usar la camisa de hombre, pero esa es la clase de mujer que me gustaría conocer. Comprendió la atracción de la naturalidad y de la completa falta de pretensiones. Allá por los años veinte, durante el nacimiento del *look garçonne*, algunas mujeres fueron fotografiadas vistiendo camisas de hombre. En los años cincuenta, a Audrey Hepburn le gustaba usar una camisa de hombre y atar las puntas dos veces alrededor de su minúscula cintura. En 1977, el personaje epónimo de Diane Keaton en *Annie Hall* lució la camisa varias tallas más grande y desató un furor. Y en 1998, Sharon Stone pisó la alfombra roja vistiendo una falda Vera Wang color lavanda y la camisa blanca de su esposo, atada hacia atrás con un prendedor de libélula. No digas que no te impresionó. La camisa blanca ha perdurado década tras década. En cualquier momento en que una chica con onda o un diseñador arrojan una camisa de hombre en la mezcla, se nos recuerda el poder que viene de esa sencillez tan fresca. ¿Habrá algo más sensual que ver a una mujer lucir una camisa blanca de hombre?

# Yo no creo en Dios. Creo en el cachemir.

FRAN LEBOWITZ

**Un cárdigan o suéter de cuello alto de cachemir**
En todos los tipos de clima y para todo tipo de ocasión, echarse encima cachemir te hace sentir instantáneamente lujosa. La primera vez que te lo pruebas, comprendes de inmediato de qué se trata todo ese escándalo. Un cárdigan de cachemir es perfecto sobre cualquier cosa—un vestido, una remera, una camisa formal—pero también es increíblemente sexy cuando se usa solo, a lo Marilyn Monroe. Un suéter de cuello alto también es perfecto combinado con casi todo—*jeans*, pantalones, faldas.

LA PRUEBA DEL TIEMPO: Los suéteres se volvieron prominentes en la década de 1890 cuando hombres y mujeres los usaban al practicar deportes o actividades ecuestres, aunque antes de la Primera Guerra Mundial eran gruesos y para nada atractivos. Un día fresco en un campo de polo, Coco Chanel le pidió prestado un suéter a un jugador, lo ajustó con su cinturón y descubrió que le gustaba mucho el *look*. Comenzó a hacer suéteres similares, que pronto le fueron arrebatados por sus clientas. En 1937, el suéter recibió su mayor espaldarazo cuando Lana Turner vistió un suéter muy ceñido, ajustado a sus formas, en la película *They Won't Forget*. Aparece en la pantalla brevemente mientras camina por la calle de una ciudad del sur luciendo ese suéter, pero ésa fue una caminata influyente. Turner sería conocida para siempre como la "chica del suéter," y las mujeres de todo el mundo se convirtieron en chicas del suéter también.

## Un impermeable clásico

Un impermeable clásico puede funcionar en cualquier clase de clima y va bien con casi todo (o casi nada si te estás sintiendo muy de película de cine *noir*). Pero la mejor parte del impermeable es que te hace lucir instantáneamente misteriosa. Úsalo con grandes anteojos de sol si realmente quieres dejar salir tu detective, espía o fugitivo interior.

LA PRUEBA DEL TIEMPO: El impermeable fue creado por Thomas Burberry para los oficiales del ejército británico en la Primera Guerra Mundial. Fue diseñado para mantenerlos abrigados y secos en las trincheras, y cada elemento de la chaqueta tenía un propósito. La tela a prueba de agua y el forro de lana desmontable lo hacían práctico en todo tipo de clima; las trabillas eran usadas originalmente para sostener los guantes o los gorros de servicio; los anillos en forma de *D* en el cinturón fueron hechos para asegurar granadas; los enormes bolsillos tenían por finalidad guardar mapas y munición extra. Y, aunque innecesarios hoy, estos detalles utilitarios se mantienen en este impermeable moderno. Jean Paul Gaultier e Yves Saint Laurent han forjado sus carreras reinventando diferentes versiones de esta chaqueta, pero los elementos básicos siguen siendo los mismos. El diseño ha variado mínimamente en noventa años, lo que hace que el impermeable clásico sea tan glamoroso y seductor.

*Ponte un impermeable clásico, y de repente eres Audrey Hepburn caminando junto al Sena.*

MICHAEL KORS

*He dicho a menudo que desearía haber inventado los* jeans: *lo más espectacular, lo más práctico, lo más informal y desenfadado. Tienen expresión, modestia,* sex appeal, *sencillez—todo lo que deseo que tenga mi ropa.*

YVES SAINT LAURENT

## Jeans

Hay algo en los *jeans* que le da a una chica un aura de estilo inmediata. Son simples y prácticos. Sexy y perfectos. Rebeldes y elegantes. Son la prenda más versátil y perfecta. Lo más atractivo del *jean* es que puede volver informal cualquier cosa y hacer que aún la prenda más rígida parezca relajada.

Durante años, Nan Kempner fue una de las mujeres con más estilo de Estados Unidos, en gran parte porque ella comprendió el atractivo de mezclar prendas (a menudo prendas de *jean*) de un modo muy americano. El año pasado, hubo una exhibición sobre Nan en el Museo Metropolitano de Nueva York y la silueta que la abría mostraba un elegante vestido de fiesta combinado con una de las clásicas camisas de *jean* de Nan. Era tan reconfortante, y tan típicamente americano. Esa tela hacía que el vestido de fiesta pareciera práctico, informal, casual y sin pretensiones. Ése es el verdadero poder del *jean*.

LA PRUEBA DEL TIEMPO: En los años 1850s, Levi Strauss comenzó a venderles *jeans* resistentes a los mineros de oro en San Francisco,

quienes necesitaban pantalones que fueran duraderos y cómodos. En 1873, Jacob Davis y un sastre de Reno, Nevada, se pusieron en contacto con Strauss con la idea de remachar los bolsillos para lograr que el diseño fuese más fuerte; los dos hombres entraron en negocio, patentaron los pantalones mejorados e hicieron historia. Hoy, más de cien años después de que Strauss y Davis obtuvieran la patente, los *jeans* han pasado de ser sólo un práctico par de pantalones a ser una de las prendas de vestir más sexy y seductoras que se puedan imaginar.

## Un clásico reloj pulsera de hombre

Los relojes de las mujeres tienden a cambiar de acuerdo a las modas, pero un reloj de hombre clásico es eterno y luce maravilloso sobre la muñeca de una mujer. Hace una declaración y rompe las reglas en una forma inesperada pero sutil. Es otro excelente elemento para "pedir prestado" a un novio/marido/padre/amigo.

LA PRUEBA DEL TIEMPO: Las mujeres comenzaron a usar reloj pulsera en Europa en la década de 1880, momento en que sujetaron sus relojes de bolsillo a pulseras de cuero para salir a cazar o montar a caballo. Muy pronto el reloj pulsera comenzó a ser fabricado para mujeres, pero los hombres se mantuvieron fieles al reloj de bolsillo porque consideraban que el nuevo estilo de reloj pulsera era muy afeminado. No fue sino hasta la Primera Guerra Mundial que los soldados se dieron cuenta de que el afeminado reloj pulsera podía realmente ser una opción más eficiente para el momento en que les disparaban un fuego graneado. Casi de la noche a la mañana, los fabricantes europeos comenzaron a trabajar horas extras para transformar los relojes pulsera de las mujeres en relojes militares. El reloj del hombre nació—entraron tarde al partido, pero merecen que se les reconozca el mérito de tener algunos de los diseños más

clásicos. Nos lo robaron a nosotras; está muy bien (y da satisfacción) robárselo a ellos ahora.

## Diamantes

Aquí no te puedes equivocar. Son perfectos para el día y la noche, para lo informal y lo elegante, para el invierno y el verano, con otras joyas o no. Y las imitaciones son aceptables.

LA PRUEBA DEL TIEMPO: En el siglo XV, el rey Carlos VII de Francia le dio a su amante, Agnes Sorel, un anillo de diamante. Agnes le tomó el gusto a la piedra y comenzó a usarla tanto como le era posible, una decisión comprensible. Pero es una decisión destacable porque antes de Agnes, los diamantes eran estrictamente para hombres. Eran un símbolo de poder, de estatus y de valentía, y las mujeres legalmente no tenían permitido usarlos. Agnes desobedeció la ley francesa y logró que el uso de diamantes fuera aceptable y estuviera de moda para las mujeres. Medio milenio después, no hay indicios de que los diamantes estén fuera de la moda.

*Las chicas grandes necesitan diamantes grandes.*

ELIZABETH TAYLOR

## Zapatitos de ballet

Hay unos pocos momentos (muy pocos) en que tienes que darles una patada a tus tacones altos en nombre de la practicidad o de la estrategia para la hora de hacer compras. Repasemos: 1) En un ae-

ropuerto, donde puedes tener que hacer corridas enloquecidas. 2) El primer día de liquidación en Barneys, donde tendrás que hacer corridas enloquecidas. 3) Sobre la arena, lo que es en verdad realmente trágico porque no hay mejor momento para el realce de los tacones altos que cuando estás medio desnuda. Pero la cruda realidad es que los zapatos de tacón de aguja y la arena simplemente no combinan. 4) Cuando estás manejando. Aún si piensas que has llegado a dominar la técnica, no es así. Y los aumentos en el seguro pueden estropearle el presupuesto para zapatos a una chica.

LA PRUEBA DEL TIEMPO: Cuando te enfrentes a este tipo de situaciones, un par de zapatitos de ballet te ayudará a superarlas. Los zapatitos de ballet, tal como el nombre sugiere, recibieron su inspiración de las bailarinas de ballet. Fueron introducidas en Francia por Repetto, una compañía americana que se especializaba en ropa para danzas. Capezio, otra compañía de ropa para danzas, los adoptó y en 1949 creó un par de zapatitos de charol con cintas en el tobillo. En los años cincuenta los diseñadores comenzaron a crear sus propias variantes sobre el zapato, y las actrices empezaron a vestirlos en la pantalla (Audrey Hepburn y Brigitte Bardot). Los zapatitos de ballet se convirtieron en un elemento básico en el guardarropa de toda mujer y nos han ayudado a andar en terrenos escabrosos desde entonces.

## Un clásico zapato de tacón alto

Yo soy una gran partidaria de comprar zapatos extravagantes, poco prácticos, audaces. También pienso que deberías tener al menos un par de tacones altos clásicos en los que confiar en esos momentos en que los zapatos de tacones aguja de charol rojo feroz no funcionan. Mientras que los zapatos de tacones aguja rojos son el tipo de zapato que quieres usar en la ciudad, probablemente desentonarán con algunos atuendos y con la mayoría de los futuros

suegros. Ellos son simplemente esa clase de zapato—que es por lo que, después de todo, los amamos. Pero no puedes confiar en los zapatos de tacón de aguja rojos de la forma en que confías en, digamos, un par de zapatos de tacón alto negros clásicos. Los zapatos de tacón aguja rojos llamarán la atención mucho más, pero los zapatos altos negros les permitirán hablar a otras prendas de tu traje, y eso es exactamente lo que a veces necesitas de un zapato.

LA PRUEBA DEL TIEMPO: Nadie sabe quién inventó los tacones altos. Algunos atribuyen el mérito a Leonardo Da Vinci. Seguro. Yo me lo creo, ¿Por qué, no? Sí sabemos que se remontan a al menos 1533 cuando Catalina de Medici usó tacones de dos pulgadas de alto en la ceremonia de su boda para parecer más alta. El mundo tuvo que esperar más de quinientos años para que nacieran los zapatos de tacones aguja en los años cincuenta pero tenemos que agradecer a Catalina de Medici por establecer la base de dos pulgadas el día de su boda.

## Una gran cartera

La cartera, como el zapato, es perfecto para divertirse y jugar con los colores, las texturas y las formas. Pero, como el zapato, deberías tener al menos una cartera clásica (de acuerdo, tal vez tres) que te acompañará a todos lados.

Toda mujer debería tener:

- UN BOLSO GRANDE O CARTERA DE COLGAR: Para el día y para llevar casi todo.

- UNA CARTERA SIN ASAS: Para la noche y para llevar casi nada.
- UNA CARTERA MEDIANA CON UNA CORREA DE CADENA: Para esos momentos en el medio.
- LA CARTERA QUE SE DEBE TENER: Chanel 2.55, Louis Vuitton Speedy, Gucci´s Jackie O., Hermès Birkin.

LA PRUEBA DEL TIEMPO: La cartera recién se convirtió en un accesorio femenino al comienzo de la década de 1900. Antes de eso sólo los hombres llevaban un bolso de mano, y si una mujer quería algo, tenía que pedírselo a él. Las mujeres le pusieron un fin a eso con la llegada del siglo XX, momento en el que empezaron a salir al mundo solas y llevaban sus propias pertenencias. La cartera se volvió un símbolo de independencia, lo que constituye otra razón por la que no deberías agachar la cabeza ante el síndrome de "la cartera." (Ver "Elemento Básico # 7: Cómo no ser una víctima de la moda.")

Estos elementos son eternos e increíblemente chic en su simplicidad. Son tu base, y simplemente puedes agregarles suficiente estilo y onda como para hacerlos supremamente elegantes. Pueden encontrarse a precios exorbitantes, pero también a precios extremadamente moderados. El costo no importa aquí. Lo que importa es que los compres tan clásicos como sea posible. No deben ser demasiado modernos, demasiado recargados ni demasiado coloridos. No es de ellos que vendrá el drama—ellos son tu tela en blanco. El drama viene después.

*La sencillez es la máxima sofisticación.*

LEONARDO DA VINCI

Compra lo que sea genuinamente fantástico. La chaqueta con estampado de leopardo, el vestido para dejarlos muertos, la joya decadente. Deberías gastar tu dinero en esas prendas únicas, dramáticas. Sabes que se trata de una de ellas cuando la ves. Te enamoras de ella inmediatamente. Es cierto, puede costarte una pequeña fortuna, pero vale la pena. Sabes que te ves bien en ella el resto de la gente sabe que te ves bien en ella y te hará sentir increíble. De modo que vuélvete un poco loca.

Pero compra prendas que sean eternas. No te vuelvas loca sólo por las modas. Asegúrate de poder imaginarte vistiéndolas algunas temporadas más tarde. No deberías comprar prendas que están a la moda por un tiempo pasajero. Comprar de esta manera generalmente implica gastar un poquito de dinero, y nunca deberías gastar mucho dinero en una moda pasajera. Que sea una regla para ti que cuando gastes mucho dinero tengas en cuenta si amarás esa prenda tres, cinco o hasta diez años después. También considera si refleja tu estilo personal. Es como el amor a primera vista: Tú simplemente lo sabes.

El mejor momento para comprar algo ideal es cuando estás viajando. Siempre elige algo exótico—algún arreo extraño que atraiga tu atención en el mercado o de algún vendedor ambulante. Nadie más lo tendrá cuando regreses a casa y será exclusivamente tuyo.

Si te sucede que te enamoras de una tendencia (sucede), es muchísimo más interesante comprarla ahora y esperar unos años hasta que esté fuera de moda. Pero tal vez yo sea la única persona loca que haría eso.

He aquí algunas prendas dramáticas por las cuales volverse loca:

*Recuerda que vestirse siempre discretamente y con buen gusto es lo mismo que hacerse el muerto.*

SUSAN CATHERINE

- UN ANILLO DE CÓCTEL EXTRA GRANDE: Una gran declaración— o un tema de conversación. También útil para girar cuando estás increíblemente aburrida en un cóctel (lo cual rara vez sucede, de acuerdo).
- UN VESTIDO DE CÓCTEL PARA DEJARLOS MUERTOS: Sólo necesitas uno. Invierte tu dinero en algo realmente asombroso. Un vestido bordado a mano con cuentas, un vestido vintage de los años cuarenta, un vestido que te quede perfecto. Te puede llevar años de rastreo en liquidaciones de muestras, pero encuentra ese vestido.
- UN PUÑO: Otro accesorio heredado de Mme. Chanel. Ponte uno o dos puños con piedras preciosas o lisos. Son siempre chic y sofisticados.
- UNA PRENDA DE PIEL: Agrega un toque de lujo en el invierno y a la noche. Si quieres hacerlo realmente dramático, ¡una chaqueta de piel fabulosa también estará bien!
- ZAPATOS MATADORES: Consigue sandalias de tiritas con tacón alto en dorado o plateado metálico.
- UNA CARTERA EXÓTICA: Una cartera de cocodrilo de la que te enamores hoy probablemente tendrá el mismo atractivo en diez años.

- UN ABRIGO DISTINGUIDO: Va a ser de mucho provecho en el invierno—apenas importa qué tienes debajo si el abrigo es fabuloso.

Vuélvete un poco loca.
Sé un poco dramática.
Diviértete mucho.

ELEMENTO BÁSICO #4
La suma importancia de los zapatos

*Dale a una chica los zapatos adecuados y podrá conquistar al mundo.*

BETTE MIDLER

Nunca puedes tener suficientes tacones altos. Simplemente no lo puede hacer. La gente tratará de decirte lo contrario. Sonríe amablemente y aléjate elegantemente. Un excelente par de tacones es algo poderoso—puede cambiar tu estado de ánimo, tu postura y tu actitud; puede hacer que un traje aburrido se convierta instantáneamente en algo fabuloso y siempre logra que tus piernas luzcan mejor. ¿Cuántas cosas en el mundo tienen este nivel de poder? Yo no sé de ninguna. Ésa es la razón por la cual yo respeto al zapato y a menudo comienzo todo el proceso de vestirme con el zapato y dejo que él me inspire para el resto de mi *look*.

¡Alerta! Sé que he dicho que no hay reglas cuando se trata de estilo, pero ahora estamos hablando de zapatos. Es un panorama totalmente diferente y siento que es necesario establecer las reglas básicas.

## Invierte en un buen par de zapatos

Aún cuando sea sólo un par. Hay sólo unos pocos diseñadores que confeccionan muy buenos zapatos. Es difícil y caro hacer un zapato perfecto y de buena calidad. También es imposible hacer que un zapato barato luzca caro. Gasta con sabiduría en esto, porque realmente importa. Los nombres que oyes repetidamente ciertamente se han ganado su reputación, entre ellos:

- MANOLO BLAHNIK: La inversión más sexy y segura.
- CHRISTIAN LOUBOUTIN: Suelas rojas para morirse, los estilos más creativos, conocidos por la abertura de los dedos.
- ROGER VIVIER: Extremadamente chic y exclusivos.
- JIMMY CHOO: Muy sexy y cómodos. Para el verdadero camaleón.
- AZZEDINE ALAÏA: Para la experta y aventurera.

## Usa tu tamaño

A menudo en mi negocio, veo a diseñadoras que calzan un número 7 pero tratan de que les quede bien una muestra número 9. Me imagino que piensan que nadie lo notará. La gente lo nota. Y cuando las chicas tratan de caber en un número más chico, el efecto es horrendo. Dedos desbordando de un par de sandalias seductoras es una visión muy dolorosa. No me estremezco de dolor por compasión por tus pies. Me pongo de parte del zapato.

## Sólo muestra dos hendiduras

La abertura de los dedos no recibe la atención que se merece, pero confía en mí, importa. Dos hendiduras, no más.

### Ve al pedicura

No se aceptan esmalte de uña saltado, talones agrietados, etc.

### No te eleves demasiado

Yo soy una fanática de la altura, pero existe lo que es demasiado alto (más de cuatro pulgadas). No podrás caminar correctamente sobre un tacón de más de cuatro pulgadas. Tu postura cambiará y ¡lucirás ridícula!

### Fíjate en tus proporciones

Casi nadie puede calzarse una falda muy corta con un tacón muy alto y no verse como una mujerzuela cualquiera.

### Nunca tendrás suficientes zapatos de tacón alto

Nunca.

---

*Yo no tenía tres mil pares de zapatos,*
*tenía mil sesenta.*

IMELDA MARCOS

---

Esas minifaldas, esos vestidos ceñidos, tus *jeans* estrechos. Aumentas diez libras de peso y te traicionan en un abrir y cerrar de ojos, los cerdos. Pero tus accesorios—tus zapatos y carteras, tus bufandas y collares—ellos no te abandonarán ni en las buenas ni en las malas. No les importa si aumentas veinte libras, ellos estarán ahí para adornarte igual. Siempre te harán sentir mejor contigo misma. Harán que un conjunto combine. Te ayudarán a actualizar tu guardarropa sin gastar una tonelada de dinero. Y, sin decir una palabra, pasarán todo el día hablando bien de ti al mundo, diciéndoles a los demás que tienes onda, que eres divertida, elegante y sofisticada. Realmente ¿qué más puedes esperar de un amigo?

Las mujeres con estilo saben cómo hacer para que un accesorio les quede bien. Jackie O. y sus anteojos de sol. Audrey Hepburn y su bufanda. Elizabeth Taylor y sus diamantes. Estas mujeres comprendieron que no tienes que ponerte un vestido extravagante si invitas a tus mejores accesorios a la fiesta. Aristóteles Onassis una vez dijo de Jackie: "No sé qué hace con toda la ropa que compra. Yo solo la veo únicamente con sus *jeans*." Sí, pero ella usaba esos *jeans* con sandalias Saint Tropez perfectas y sus anteojos de sol característicos y se volvía instantáneamente chic. Y Audrey Hepburn ha sido inmortalizada para siempre por su simplicidad (los pantalones negros y el suéter de cuello alto, los vestidos sin mangas), pero fue su bufanda, a la que ella ataba de todas formas (alrededor de su cuello, su sombrero, su cabeza, su cintura), la que realmente la distinguía. Y Elizabeth Taylor (si le perdonamos esos días de *Dinastía*) en general usaba un elegante vestido sin mangas negro o blanco y dejaba que sus joyas anunciaran su llegada... o compromiso. Sus siete matrimo-

nios pueden haber terminado, pero la mujer nunca soltó sus joyas. Esta es una dama de la que podemos aprender.

La relación de una mujer con sus accesorios es importante y elemental. Ella debería elegir sus accesorios de la misma forma en que elige sus amigos, seleccionando aquellos que complementan la persona que es, que le permiten divertirse, que la hacen sentir segura cuando camina por la calle y que se mantienen fieles a través de sus buenos y malos momentos, sus hombres y su sobrepeso. Porque tus accesorios, como tus amigos, le dicen al mundo quién eres.

La clave para los accesorios es mantenerlos personales y de buen gusto. Para hacerlo personal, ponte algo que signifique algo para ti: un colgante de una vieja cruz de tu abuela o un reloj antiguo o un brazalete de México. Y para tener buen gusto, asegúrate de no exagerar. Si tienes puestos un gran collar y grandes aros, quítate uno de los accesorios. Limítate a uno de los dos. Demasiado de algo bueno puede volverse algo malo rápidamente.

*Lo único que nos separa de los animales es nuestra habilidad para elegir accesorios.*

OLYMPIA DUKAKIS IN *STEEL MAGNOLIAS*

# ELEMENTO BÁSICO #6
Un buen sastre

*Una vez que hayas encontrado un buen sastre,*
*no reveles su nombre, ni siquiera bajo amenaza*
*de daño físico.*

*A GOOD YEAR*

Un buen sastre es como un buen par de zapatos—necesario, merecedor de cada centavo que gastes en él y capaz de hacerte lucir diez libras más delgada. Encuentra un buen sastre. Hazte amiga de él. Cómprale regalos durante tus vacaciones. Pregúntale por su familia. Halaga su trabajo. Dale buenas propinas. Un buen sastre es una de las personas más importantes en tu vida. Sé que puedes estar pensando que estoy siendo un poco dramática en este tema. Y claro está, yo fui criada por una mujer que convenció a su modista para que se mudara a nuestra casa, pero ahora comprendo que lo de mi madre no era tan loco como parece (si una habitación extra en Manhattan no fuera tan cara...).

Yo solía observar con fascinación cuando mi madre y su modista transformaban prendas de vestir. No sólo las arreglaban para que se ajustaran al cuerpo de mi madre, también cambiaban el diseño en general—agregando mangas, levantando ruedos, alargando vestidos—de tal modo que cada prenda se adaptara al estilo de mi madre. He llegado a apreciar exactamente cuán valioso es un buen sastre o una buena modista.

Antes de ir a ver al sastre, es útil estudiar algunas prendas de diseño exclusivo (en el vestidor está bien). Mira los cortes y las costuras, ten en cuenta la forma en que ciertos diseños te hacen lucir más alta, más delgada y más refinada. Luego, cuando vayas a ver al sastre, sabrás exactamente qué pedirle.

---

*La ropa hace al hombre. La gente desnuda tiene poca o nada de influencia sobre la sociedad.*

MARK TWAIN

---

Un buen sastre puede:

- hacer que cualquier prenda de vestir luzca cara (una chaqueta de diseño exclusivo que calza mal luce más ordinaria que una heredada de otra persona y arreglada a medida).
- adaptar prendas a tu cuerpo sin cambiar el *look* o la forma.
- rescatar prendas más viejas (un *blazer* de los ochenta puede ser reformado y, con los cambios adecuados, se puede lograr que luzca chic y moderno).
- acortar las piernas de tus pantalones pero mantener el mismo estilo de dobladillo (especialmente importante cuando se trata de *jeans*).
- convertir tus hallazgos *vintage* en recuerdos únicos.
- modificar un abrigo de piel (el de tu madre o abuela) y hacerlo completamente nuevo.
- confeccionarte cualquier cosa que quieras. Si tienes una imaginación sorprendente y un sastre sorprendente, puedes

pedirle que te haga esa prenda perfecta que quieres. Ese es mi sueño personal. Yo todavía estoy buscando ese sastre.

Cómo encontrar un buen sastre:

- pregúntales a tus amigas (bien vestidas).
- pregúntales a los vendedores de las *boutiques* más exclusivas.
- no tengas temor a hacer preguntas.
- primero pruébalo con un trabajo simple.

## ELEMENTO BÁSICO #7
### Cómo no ser una víctima de la moda

Cada vez que veo a una mujer con la cartera *du jour* no la envidio; la compadezco, la pobre. Ella simplemente gastó 10,000 dólares para lucir como una aspirante. "La" cartera es algo que nunca comprenderé. ¿Por qué querría alguien llevar a todas partes una cartera que anuncia: "Soy víctima de la moda"? Es como pasear una bandera blanca de rendición—una bandera blanca de rendición bastante cara, usualmente hecha de cuero negro. "La" cartera no le dará un toque de distinción a tu guardarropa ni hará una afirmación de estilo exclusivo, y con una cartera es donde deberías divertirte. Encuentra una de cuero roja o de charol—cualquiera que represente tu estilo y no te haga lucir como un roedor. Los roedores no son atractivos.

*Sólo los peces muertos nadan con la corriente.*

MALCOLM MUGGERIDGE

*Sé tú mismo, no importa lo que digan
los demás.*

STING

Otra forma de detectar a una víctima de la moda (además del aviso de la cartera), es contar las prendas exclusivas que lleva puestas. Usualmente te ayudará usando las marcas en lugares evidentes. Pero tú puedes simplemente acercarte y preguntarle. Ella te dirá con orgullo: "Prada, Gucci, Chanel." Apuesto a que ella no está vistiendo ninguna prenda H&M, la pobrecita no ha sido todavía iluminada. [¡Alerta! No estoy criticando Prada, Gucci o Chanel (ni Hermès)—boba no soy. Amo a Prada, Gucci y Chanel (y también Hermès)—sabes, yo en verdad soy muy inteligente. Pero estoy criticando el hecho de comprar Prada, Gucci y Chanel (o Hermès) sólo porque está de moda hacerlo.]

Una tercera forma de detectar a una víctima de la moda (esta es un poquito más difícil y requiere de un poco de práctica) es fijarse cuántas de sus prendas fueron inspiradas por las tendencias de la temporada. Algo a la última moda—una alhaja, una maravillosa piedra turquesa, tal vez—es encantador. Dos prendas a la última moda—el collar de turquesa y quizás el nuevo estilo de falda—puede ser bastante encantador también. Tres prendas a la última moda y empezamos a entrar en terreno peligroso. El collar, la falda y los nuevos zapatos con taco aguja y ya se empieza a quemar todo. Cuatro prendas a la última moda—el collar, la falda, los zapatos con taco aguja y la debida camisa adornada con volantes—y la víctima es más o menos un asunto cocinado.

*No es el dinero lo que hace que estés bien vestido, es la comprensión.*

CHRISTIAN DIOR

# ELEMENTO BÁSICO #8
No se trata de dinero

La moda es cara. El estilo no lo es. Algunas de las chicas con más estilo que conozco no son necesariamente las más adineradas. Irónicamente, son a menudo las chicas con menos dinero las que parecen comprender mejor qué es el estilo. Tal vez sea porque están obligadas a ser puntillosas y no pueden seguir las tendencias obedientemente. Quizás es porque consideran sus compras con más cuidado. Tal vez es porque se han perfeccionado en el arte de mezclar sus prendas más caras con los hallazgos más baratos. O tal vez es porque saben dónde derrochar y dónde ahorrar.

De vez en cuando un ícono adinerado nos hace acordar qué maravilloso puede ser lo bonito y barato. Kate Moss causó un revuelo cuando fue fotografiada con una cartera de Superdrug que costaba 2.99 libras. En pocas horas, las ventas de esa cartera se multiplicaron por diez.

Lo bonito y barato:

- CAMISETAS BLANCAS HANES: Relajadas y buenas para mezclar. Mejores aun cuando son tomadas del cajón de tu novio o esposo.
- BOLSO GRANDE L.L. BEAN: Simple, chic y funcional.
- CAMISA BLANCA ABOTONADA: Va con todo.
- PANTALONES KAKI: Perfectamente clásicos. Pero sin pliegues.
- HALLAZGOS DEL MERCADO DE PULGAS: Si te encanta, regatea. Una regla general es ofrecer tres veces menos de lo que quieres pagar.
- CUALQUIER COSA DE H&M, TARGET, UNIQLO: Estilo de primera clase a precios rebajados.
- UNA GANGA *VINTAGE*: Las más baratas son las que tomas del guardarropa de tu madre.

## ELEMENTO BÁSICO #9
Cómo combinar

Cualquier cosa que parezca que no tendrá sentido generalmente luce increíble. La onda de la zona residencial y el centro. Lo blando con lo duro. Lo informal con lo elegante. Confía en mí que funciona. Lo impredecible es muchísimo más interesante que lo predecible. Es lo que te hará lucir diferente e interesante, lo que constituye el sello de una mujer con estilo. La combinación no tiene que lucir orquestada. Se supone que es personal. Conserva esas prendas que reflejan tu persona.

Combinar significa tomar lo inesperado y hacerlo tuyo. Yo nunca había llegado a ser la clase de chica a la que le gusta un brazalete de diamantes de señora mayor. Simplemente no le veía el atractivo. Pero en una fiesta una noche, una mujer con mucho estilo e increíblemente chic llevaba puesto uno de esos brazaletes. Lo combinó con su collar de cuentas de Tailandia, su collar de cábala y algunos otros accesorios que siempre lleva puestos. Lo hizo parte de lo que era ella, y por primera vez en mi vida, quise un brazalete de diamantes de señora mayor… o tal vez sólo sentía un respeto reverencial ante la situación de mezcla y combinación perfecta. Nunca conseguí el brazalete, pero nunca olvidé la imagen de esa combinación perfectamente imperfecta.

*El mundo simplemente no entra convenientemente en el formato de una cámara de 35 mm.*

W. EUGENE SMITH

*Una vez que puedes aceptar que el universo es algo que se expande en una nada infinita que es algo, vestirse combinando rayas con escocés es fácil.*

ALBERT EINSTEIN

El estilo tiene que ver con estas combinaciones imperfectas y estas yuxtaposiciones inusuales, lleva tiempo y pruebas perfeccionar la combinación ideal. No debe lucir orquestada, tiene que lucir natural.

Anímate a probar:

- H&M con Prada
- *Vintage* con una tendencia moderna
- Escocés con rayas
- Lo *preppy* con lo atrevido
- Masculino con femenino
- Lo coqueto con lo salvaje
- Lo que está a la onda con lo refinado y clásico
- Cuero con encaje
- Lo dulce con lo seductor
- La onda de la zona residencial y la centro
- Lo muy valioso con lo barato

## ELEMENTO BÁSICO #10
### Cómo ser imperfecta

Yo lo llamo "El Factor Kate Moss." Kate Moss tiene esta táctica. Nunca se la ve como habiéndose esmerado demasiado. Siempre hay algo que no está del todo bien. Su cabello está despeinado, sus accesorios no combinan, su camisa está arrugada. Y, sin embargo, siempre luce increíble.

Es un poco doloroso ver a las chicas tan inmaculadamente producidas todo el tiempo. Esas chicas que siempre lucen como si estuvieran listas para una foto no me interesan. Yo estoy más interesada en esas chicas que son más bien imperfectas (la perfección está sobrevaluada). Ellas son las chicas cuyo cabello no está impecable, cuya ropa no combina perfectamente, y están de algún modo rompiendo las reglas. Cada vez que veo a una chica que ha perfeccionado esta táctica, sonrío y a la vez la venero en silencio. Saben cómo vivir, estas chicas. Saben cómo divertirse y soltarse el pelo. Nunca lucen demasiado perfectas. Estas chicas son las que más saben de estilo.

*Algo hermoso no es perfecto.*

ANÓNIMO

Capítulo Tres

INSPIRACIONES

# "Aquellos que no quieren imitar nada, no producen nada."

SALVADOR DALÍ

e he pasado páginas diciéndote que seas tu propia musa, que seas original y que escuches tu voz interior. Ahora te voy a decir que busques otras musas, que imites y que te enriquezcas del mundo que te rodea. De modo que tal vez estoy siendo un poquito contradictoria. (Me lo puedo permitir, pues es mi libro). Pero tal vez no. A mi entender, la inspiración es una experiencia extremadamente personal y una conexión con tu verdadero ser. Proviene de comprender una fantasía de ti misma y la persona que quieres ser. Primero debes entender esto y luego podrás responder la gran pregunta: "¿Qué te inspira?" Ya sé, es una pregunta generalmente reservada para los artistas y los diseñadores, los músicos y las actrices. Pero deberías formulártela a ti misma. La mujer con estilo sabe la respuesta. ¿Un artista? ¿Una actriz? ¿Una estrella de *rock*?

La historia de la moda nos dice que aún "los originales" imitan algo o a alguien. Toman una idea del mundo, adoptan un elemento de la imagen y después lo hacen propio. Para los artistas y los diseñadores, la inspiración no conoce límites. La encuentran en todos lados.

El *look* vagabundo-chic de John Galliano fue inspirado por los desamparados que veía bordeando el Sena cuando salía a trotar. Vivienne Westwood adoptó las modas de los roqueros *punk* de Lon-

dres y las convirtió en una moda de alta costura. Stephen Sprouse comenzó a crear su conocida colección grafiti después de vagar un día por el East Village. Estas escenas les han causado una impresión a estos diseñadores y, de algún modo, se han conectado con ellas. Querían poseer una porción de esos mundos así que adoptaron las imágenes y las adaptaron para que fueran propias.

Tú deberías mirar el mundo de la misma forma. El estilo tiene que ver con identificar quién quieres ser y, con el fin de serlo, tienes que buscar tus inspiraciones. Recurre a las mujeres de tu niñez y a las de tus viajes. Recurre al arte y a los artistas, a las películas y las actrices, a las estrellas de la música o del *rock*. Encuentra con quién y con qué te identificas, adáptalos a tu carácter... y después, como todos los grandes íconos, está a la altura de tu elección.

Cualquier cosa puede ser una fuente de inspiración—la naturaleza, el arte, la arquitectura, la literatura, los viajes, el cine, la música y más. Busca la belleza en todos lados. No sólo mires las cosas. Ve las cosas. Libérate de tu mirada lejana y comienza a descubrir los detalles en tu vida cotidiana. La moda—como el arte, la música, los viajes, la literatura y el cine—es uno de los pequeños regalos que recibimos en este mundo. El estilo es una forma de expresar tu cultura, tu identidad, tus pasiones y tu espíritu.

*Diviértete con ellos.*

*El estilo es una forma sencilla de decir*
*cosas complicadas.*

JEAN COCTEAU

*El traje, el cabello y el maquillaje pueden decirte*
*en el momento, o al menos darte una percepción*
*más amplia de, quién es un personaje.*

COLLEEN ATWOOD

La primera vez que viste a Uma Thurman pisar esa pista de baile con John Travolta, dime si no pensaste que su camisa blanca recién planchada era la prenda de ropa más sexy que jamás habías llegado a ver. (Primero, dime si has visto *Pulp Fiction*.) El *look* no es tan complicado: la camisa blanca, los pantalones capri negros, el riguroso flequillo negro y los pies descalzos. Pero seamos honestas, la actitud es todo. Rebobina hasta sesenta segundos antes de la escena del baile cuando ella le dice a John Travolta: "Yo realmente creo que Marsellus Wallace, mi esposo, tu jefe, te dijo que me sacaras e hicieras todo lo que yo quisiera. Ahora quiero bailar, y quiero ganar. Quiero ese trofeo, así que baila bien." Lo conduce a la pista de baile y en los próximos noventa segundos ella cambia para siempre nuestra opinión de una camisa blanca sencilla. Por supuesto, la chica tiene sus problemas (está casada con un jefe mafioso y usa cocaína), pero luce una camisa blanca como nadie más.

Y durante esos inolvidables diez segundos en *Scarface* cuando Michelle Pfeiffer, en un vestido tubo sin espalda color aguamarina, baja en ese ascensor vidriado, dime si no la envidiaste por al menos

un momento. Por supuesto, ella tiene sus problemas también (está casada con un capo de la droga y usa cocaína), pero por esos diez segundos ella es la perfección envuelta en un vestido color aguamarina y en un ascensor de vidrio. Y durante toda la película, hay momentos de diez segundos similares en que la ves con sus anteojos de sol, sus vestidos ceñidos, su cabello rubio perfecto y piensas, *epa, estar casada con un capo de la droga no está mal*. Un tigre como mascota y subirías y bajarías en tu ascensor de vidrio en vestidos ajustados todo el día (o al menos eso es lo que haría yo.)

Y en esos cinco minutos en *The Thomas Crown Affair*, cuando Faye Dunaway (que al menos no usa cocaína) y Steve McQueen juegan un erótico partido de ajedrez, dime si no quisiste aprender a jugar ajedrez al estilo Faye Dunaway (con un vestido minifalda plisado y sin espalda, con su pelo levantado, pestañas postizas y uñas perfectamente arregladas). Es, muy posiblemente, la escena más sexy del cine en la que la vestimenta permanece puesta. Pienso que el vestido tiene mucho que ver en esto, aunque su caricia al rey ayuda también.

Un minuto y medio del baile de Uma, diez segundos de Michelle haciendo una entrada y cinco minutos de Faye jugando al ajedrez. Hay innumerables escenas a lo largo de la historia del cine, escenas que quedan grabadas en nuestras mentes y nos inspiran a emular a estas mujeres, o al menos sus estilos. Quiero decir, obviamente no sugiero que emulemos los hábitos de droga (recuerda a Uma en ese piso del baño con sangre fluyendo de su nariz—nada chic). Y esas relaciones con criminales adinerados nunca son tan divertidas como lo parecen (o así lo he oído). Pero una camisa blanca o un par de anteojos de sol o un vestido provocativo sin espalda, a estas cosas puedo encontrarles la vuelta.

Estas son la clase de escenas a las que editores y diseña-

dores regresan una y otra vez en busca de inspiración e ideas. La mayor parte de lo que termina en las pasarelas y revistas comienza en la pantalla grande (Gucci basó la totalidad de su campaña publicitaria del otoño de 2006 en el personaje Elvira de Michelle Pfeiffer). Las chicas como Uma, Michelle y Faye representando a chicas como Mia, Elvira y Vicky son inspiradoras y es muy divertido canalizar un poquito de Elvira. Pero el truco es no exagerar. Los personajes de ficción pueden llevar puesto lo que les guste; nadie los juzgará. Nosotras debemos controlar las riendas un poquito. Toma un elemento que te guste y hazlo tuyo. Usa los anteojos de los ochenta de Michelle/Elvira pero combínalos con ropa moderna. Compra un vestido sin espalda a lo Faye/Vicki, pero ponte un poco de alhajas de moda y esmalte de uñas negro. Usa la camisa blanca de Uma/Mia, pero no te pongas la peluca negra con pantalones capri a menos que estés yendo a una fiesta de disfraces.

## QUÉ MIRAR Y QUÉ BUSCAR...

*Bringing Up Baby* (1938)

LUGAR: Nueva York, 1930s

SINOPSIS: Una chica aburrida de la alta sociedad (Katharine Hepburn) atrapa a un obsesivo paleontólogo (Cary Grant) y los dos tienen una serie de desventuras con su leopardo mascota, Baby.

ESTILO: Masculino/Femenino

BUSCA: La película en la que Katharine hizo debutar a sus pan-

talones exclusivos, nunca antes vistos puestos en una mujer en el cine. Cuando los directores del estudio insistieron en que usara una falda, ella se paseó por el escenario en su ropa interior hasta que le devolvieron sus pantalones.

*"Pues, luces perfectamente idiota con esa ropa."*

## *Sabrina* (1954)

LUGAR: Long Island, 1950s

SINOPSIS: Después de dos años en París, *Sabrina* (Audrey Hepburn), la tímida hija del chofer, regresa a casa como una mujer sofisticada y elegante e inesperadamente atrae la atención de los dos hermanos Larrabee (Humphrey Bogart y William Holden).

ESTILO: *Glamour* Givenchy. Este es la película que reunió a Hepburn y Givenchy.

BUSCA: Los vestidos de línea A y el *"décolleté Sabrina,"* un vestido de cóctel negro con hombros al descubierto y un escote alto para ocultar la clavícula de Audrey. Todos los vestidos Givenchy.

*"¡O, pero París no es para cambiar de avion, es para cambiar tu perspectiva!"*

## *To Catch a Thief* (1955)

LUGAR: La Costa Azul

SINOPSIS: Un ex ladrón (Cary Grant) es considerado sospechoso de una serie de robos de joyas; para probar su inocencia él trata de encontrar al criminal con la ayuda de una heredera americana (Grace Kelly).

ESTILO: Extravagancia brillante

BUSCA: ¡Las joyas! Grace Kelly luciendo ese vestido blanco sin tirantes con un collar de diamantes extra importante. Sus vestidos de fiesta, oro reluciente, chifón azul, etc.

John: *Ya sabes, allá en casa, en Oregón, diríamos que eres una chica obstinada.*

Frances: *¿Dónde en Oregón, en el Río Rogue?*

John: *¿Dónde naciste?*

Frances: *En un taxi, a mitad de camino entre la casa y el hospital. He vivido en veintisiete pueblos y ciudades diferentes.*

John: *¿Alguien te perseguía?*

Frances: *Los muchachos.*

## *And God Created Woman* (1956)

LUGAR: Saint Tropez, 1950s

SINOPSIS: Una chica seductora (Brigitte Bardot) ama a un hombre pero se casa con el hermano.

ESTILO: Desenfrenada sensualidad femenina.

BUSCA: Esta es la película que lanzó a Brigitte Bardot al estrellato, y se volvió el símbolo instantáneo de la "gatita sexual." Ese bikini de algodón a cuadros, los labios haciendo mohines, el mejor "cabello playero" y la forma en que la (semi desnuda) Bardot se muestra durante toda la película.

Mme: *Eric, estoy preocupada por ti.*

Eric: *¿Preocupada?*

Mme: *Estás a punto de enamorarte de ella.*

Eric: *¿Qué te hace decir eso?*

Mme: *Cada vez que la miras, pareces menos inteligente.*

## Funny Face (1957)

LUGAR: Nueva York y París, 1950s.

SINOPSIS: Jo (Audrey Hepburn), una tímida empleada en una librería, es descubierta por un famoso fotógrafo de moda (Fred Astaire) quien la lleva a París y la convierte en una modelo.

ESTILO: Sencillo, chic, informal y luego súper extravagante.

BUSCA: Audrey Hepburn luciendo sus pantalones capri negros, suéter de cuello alto negro y zapatos chatos negros (que volvieron a escena en los avisos de Gap de 2006/2007 en los que se ve a Audrey haciendo su baile *"Funny Face"* adaptado a "Back in Black" de AC/DC. Un excelente ejemplo de cómo el estilo persiste después de cincuenta años; sólo hay música diferente de fondo). Y los resplandecientes vestidos Givenchy. La escena en que Audrey desciende las escaleras en ese deslumbrante Givenchy rojo es inolvidable.

*"Todas las chicas de todas las páginas de Quality tienen gracia, elegancia y dinamismo. Ahora, ¿cuál es el problema de traer a una chica con carácter, espíritu e inteligencia?"*

## Breakfast at Tiffany's (1961)

LUGAR: Nueva York, 1960s.

SINOPSIS: Holly Golightly (Audrey Hepburn), una mujer cortesana que figura en la alta sociedad, se interesa en Paul (George Peppard), un escritor luchando por lo que quiere, que se muda a su edificio de departamentos.

ESTILO: El vestidito negro con accesorios.

BUSCA: El vestidito negro, los anteojos de sol supergrandes, el collar de perlas gigante y los guantes. A menudo considerada la película de la moda. Consolidó a Audrey Hepburn como un ícono del estilo.

*"Tengo que hacer algo con la forma en que luzco. Quiero decir, una chica simplemente no puede ir a Sing Sing con una cara verde."*

## Doctor Zhivago (1965)

LUGAR: Russia, 1914–1917

SINOPSIS: Un médico-poeta ruso (Omar Sharif) se enamora de la esposa de un activista político (Julie Christie) durante la Revolución Bolchevique.

ESTILO: Revolución Rusa

BUSCA: Las imágenes de Julie Christie sobreviviendo en Siberia y a Stalin con estilo influyó grandemente en los últimos años de los sesentas. Se hicieron populares los abrigos a media pierna al estilo de los oficiales, las camisas con cuellos de gran opulencia y puño y la piel en todos lados. Mucha piel. Gorras de piel, manguitos, etc. La película de terror para PETA.

*"Lo que quiero saber es cómo permaneceremos vivos este invierno."*

## Belle de Tour (1967)

LUGAR: París, 1960s.

SINOPSIS: Séverine (Catherine Deneuve), una joven y hermosa mujer insatisfecha con su matrimonio, toma un trabajo por las tardes en un burdel.

ESTILO: Perfectamente eterno.

BUSCA: Todo lo que ella viste podría funcionar hoy: los abrigos, los vestidos sueltos. Roger Vivier diseñó su *pièce de résistance*, los zapatos abrochados con hebilla al estilo Peregrino, para esta película. Se vendieron 120,000 pares inmediatamente después de que la película llegara a la pantalla grande. Y ese mismo zapato hoy día todavía se considera moderno.

*"Para ti, es gratis."*

## The Thomas Crown Affair (1968)

LUGAR: Ginebra, 1960s

SINOPSIS: Cuando Thomas Crown (Steve McQueen) lleva a cabo el crimen perfecto, Vicki Anderson (Faye Dunaway) es convocada para que investigue.

ESTILO: Elegante y seductor.

BUSCA: Sus uñas, sus pestañas (de una pulgada de largo), sus faldas, los trajes mini perfectamente confeccionados, con accesorios perfectamente seleccionados, y ese vestido mini blanco plisado sin espalda en la "escena de seducción del ajedrez." Cada escena podría ser un diseño de una revista.

Thomas: *¿Juegas?*

Vicki: *Pruébame.*

## Love Story (1970)

LUGAR: Cambridge y Nueva York, 1970s

SINOPSIS: Después de la graduación, un rico amante de leyes de Harvard (Ryan O'Neal) se casa con una humilde estudiante de música (Ali MacGraw).

ESTILO: Universitario de alta sociedad

BUSCA: Los abrigos, los suéteres calentitos y los distinguidos conjuntos de sombrero y bufanda—el gorro largo tejido de Ali MacGraw se volvió un furor instantáneo.

Jenny: *Reprobarás si no estudias.*

Oliver: *Estoy estudiando.*

Jenny: *Tonterías. Estás mirando mis piernas.*

Oliver: *Tú sabes, Jenny, no eres tan hermosa.*

Jenny: *Ya lo sé. ¿Pero puedo evitarlo si tú piensas que sí lo soy?*

## The Great Gatsby (1974)

LUGAR: Long Island, verano de 1922

SINOPSIS: Una adaptación para cine del clásico de F. Scott Fitzgerald, en el que Jay Gatsby (Robert Redford) se enamora de la frívola Daisy Buchanan (Mia Farrow).

ESTILO: Estilo americano "WASP" (anglosajón blanco y protestante) y el regreso de la moda de la década de los veinte.

BUSCA: Vestidos de los años veinte blancos y crema de Mia Farrow, sus largos collares de cuenta, sombreros de ala ancha, la melena enrulada. Los trajes de tres piezas diseñados por Ralph Lauren, sus gorras y guantes de chofer.

*"Nunca he visto camisas tan hermosas."*

## Mahogany (1975)

LUGAR: Chicago, 1970s

SINOPSIS: Tracy (Diana Ross) trata de abandonar el gueto y se convierte en una diseñadora de moda y modelo.

ESTILO: Extravagantemente retro. Diana Ross misma diseñó algunos de los trajes. Marc Jacobs basó su colección de otoño de 2007 en esta película.

BUSCA: Los diseños retro, el color y el brillo. El vestido de noche. Los trajes de chaqueta y pantalón blancos. Los suéteres de cuello alto de los setenta. El cabello.

*"El cabello siempre ha sido importante."*

## Annie Hall (1977)

LUGAR: Nueva York, 1970

SINOPSIS: Un comediante neurótico (Woody Allen) se enamora de la neurótica y despistada Annie Hall (Diane Keaton).

ESTILO: Chic andrógeno. Lo masculino/femenino. Aleccionador en cuanto a cómo vestir la ropa de nuestro novio.

BUSCA: El sombrero de Keaton, la corbata, camisas, chalecos y pantalones de piernas anchas de hombre.

*"¡Pues la-dee-da!"*

## American Gigolo (1980)

LUGAR: Beverly Hills, 1980s

SINOPSIS: Julian Kaye (Richard Gere) es el prostituto mejor pagado en Los Ángeles (naturalmente). Se enamora de la esposa de un político local (Lauren Hutton) y es incriminado injustamente por el asesinato de uno de sus clientes.

ESTILO: El mejor chic americano. Esta es la película que puso a Armani en el mapa del estilo. Lauren Hutton es la personificación de la ropa deportiva americana llevada sin esfuerzo. Y Richard Gere se convierte en el primer actor de Hollywood que aparece completamente desnudo de frente en el cine (solo para que estés informada).

*"¡Yo te hice! ¡Te enseñé todo lo que sabes! Cómo vestirte, modales para comer, cómo moverte, cómo hacer el amor..."*

## Scarface (1983)

LUGAR: Miami, 1980s

SINOPSIS: Tony Montana (Al Pacino), un joven cubano refugiado en Miami, es arrastrado a los bajos fondos del crimen, la cocaína y Elvira Hancock (Michelle Pfeiffer).

ESTILO: El *look* de la auténtica disipación. Mucho antes del renacimiento de South Beach, estuvo la belleza glamorosa de Elvira. La campaña publicitaria primavera/verano 2006 de Gucci estuvo basada en el *look* de Elvira.

BUSCA: Los vestidos ceñidos y brillantes, los anteojos de sol enormes, el cabello rubio.

*"¡Díle hola a mi amiguito!"*

## Pulp Fiction (1994)

LUGAR: Los Ángeles, principio de los años noventa

SINOPSIS: La vida de dos asesinos de la mafia, un boxeador, la esposa de un matón (Uma Thurman) y un par de bandidos se entrecruzan.

ESTILO: Sencillez con onda. Uma Thurman en la escena de baile es increíble. Sus pantalones capri, su camisa blanca recién planchada con el sostén negro debajo, su riguroso flequillo y cabello negro. Increíble.

BUSCA: Los pantalones capri negros, la camisa blanca y el cabello.

*"Muy bien, todo el mundo quieto, esto es un asalto."*

## In the Mood for Love (2000)

LUGAR: Hong Kong, 1962

SINOPSIS: Chow Mo-wan (Tony Leung) y Su Li-zhen (Maggie Cheung) entablan una amistad estrecha cuando descubren que las parejas de cada uno son amantes.

ESTILO: Todo en esta película tiene un estilo logrado a la perfección.

BUSCA: El color de sus vestidos, los tacones de 1950, el atractivo sutil de algo que queda bien. Un ejemplo excelente de la mujer internacional.

*"Tú ves las cosas si prestas atención."*

# ESTILO Y MÚSICA

Cuando Debbie Harry rasgó sus medias y levantó su falda, las chicas americanas la siguieron. Cuando los Beatles se volvieron hippie psicodélicos, el mundo se volvió hippie psicodélico también. Y cuando Madonna conmovió a las masas con ese *bustier* de Gaultier en su gira Blonde Ambition, pues, lo notamos. La música y el estilo personal están tan estrechamente ligados que ningún músico puede escaparlo. Ni siquiera el abandonado roquero de Seattle (a pesar de que Dios sabe que lo intentó).

Al principio de los años noventa, cuando Kurt Cobain llegó a la escena luciendo sus camisas de franela y sus cárdigans inmensos, los adolescentes americanos lo copiaron, explorando tiendas de segunda mano en busca de camisas de franela. En su colección Perry Ellis de la primavera de 1993, Marc Jacobs hizo lo mismo. Explicó el momento de inspiración diciendo: "Recuerdo que estaba en Berlín el año en que el muro cayó, y estaba en un bar y sonaba 'Smells Like Teen Spirit' en la radio." Cuando regresó a Nueva York, encontró una camisa de franela a dos dólares en St. Marks Place (muy Nirvana) y la despachó hacia Italia para que le reprodujeran el estampado escocés en seda (no tan Nirvana). Al poco tiempo estaba lanzando franelas de seda, Birkenstocks de satén y Converse de satén *duchesse* por la pasarela. Nunca olvidaré esas Birkenstocks. Mi primera pasantía fue en Perry Ellis durante la temporada primavera de 1993 y me pasé buena parte de mi tiempo llevando Birkenstocks de satén por todas partes en Nueva York para que los editores las usaran en sus sesiones fotográficas. Nadie las devolvía, de modo que también pasé una buena cantidad de mi tiempo diciendo: "Se lo aseguro, no hay más," a su vez observando cómo el *look* Nirvana se volvía un furor tanto en la alta moda como en la escuela secundaria.

Lo que sigue es una lista de estrellas y músicos que han influenciado el estilo y la moda a gran escala. Son íconos a quienes los diseñadores y editores recurren una y otra vez para crear sus colecciones y páginas de revistas.

## Músicos con Estilo: El Repertorio

- Diana Ross y Las Supremes
- Cher
- Janis Joplin
- Patti Smith
- Debbie Harry
- Los Rolling Stones
- Los Sex Pistols
- Tina Turner
- Madonna
- Kurt Cobain

### DIANA ROSS Y LAS SUPREMES

*"Con Las Supremes hicimos tanto dinero tan rápido que todo lo que quería hacer era comprarme ropa."*

—DIANA ROSS

Ellas eran el *glamour* y la sofisticación de los años cincuenta con sus vestidos, pelucas, maquillaje detallado, guantes blancos, perlas y cabello recogido. Usaban lentejuelas, lamé dorado, plumas y chifón. Vestían faldas ceñidas, chaquetas, vestidos sin mangas e incluso trajes de dos piezas inspirados por Chanel. Todo lo que usaban ponía el énfasis en sus curvas y su feminidad, su *look* exclusivo eran los vestidos de noche glamorosos con guantes y tacones altos.

CHER

*"Siempre he corrido riesgos y realmente nunca me ha preocupado lo que el mundo podría pensar de mí. Hasta que no estás lista a parecer tonta nunca tienes la posibilidad de ser grandiosa."*

Ella presentó la onda California al mundo. Hizo popular el cabello largo, lacio e introdujo los *jeans* ceñidos con patas de campana y la barriga al aire. Usó botas gogó con vestidos de los setenta estampados con flores. Su ropa siempre tenía un destello de algo: color, plumas, lentejuelas, brillo.

JANIS JOPLIN

*"No te pongas en riesgo. Tú eres todo lo que tienes."*

Joplin rondaba las tiendas de ropa de segunda mano y los guardarropas de sus amigas buscando prendas especiales. Personalizaba su ropa con bordados y puntillas con adornos de cuentas. Usaba botas de vaquero con faldas *boho*, combinaba cuero con teñido anudado y superponía accesorios porque a ella le gustaba el sonido metálico de las alhajas. Fue una de las primeras estrellas femeninas del *rock* e inventó su propio estilo, convirtiéndose en una experta de la combinación.

PATTI SMITH

*"No había una gran cantidad de imágenes femeninas de las que yo pudiera apropiarme. De modo que muchas de mis influencias eran masculinas. Para mi parecer, ser de cualquier sexo es una carga."*

Podía ser confundida fácilmente con un chico, y de eso se trataba. Se vestía exactamente como lo haría un muchachito adolescente. Usaba pantalones de goma, luciendo sus pier-

nas de tubo. Llevaba camisetas sueltas, recalcando sus brazos largos y delgados. O se vestía en capas: cárdigans sobre camisetas, coronados con un chaleco. O combinaba distintas capas largas: una camisa masculina larga con un chaleco masculino corto y una chaqueta de equitación. A menudo llevaba puestas botas militares y siempre tenía su cabello despeinado. Patti Smith borró las líneas entre la moda de los hombres y la de las mujeres en los años setenta, y el resto del mundo se dio cuenta una década después.

## DEBBIE HARRY

*"Yo soy la fiesta."*

Fue la primera princesa del *punk rock*. Vestía *shorts* negros cortitos, medias estratégicamente rasgadas, vestidos verdes amarillento, *bustiers* elásticos y tenía el pelo rubio platinado. Le encantaba romper las reglas, vistiendo faldas muy, muy cortas con su figura de curvas pronunciadas; haciendo alarde de su ingeniosa ropa hecha por sí misma con géneros Woolworth de mal gusto; comprando sus anteojos de sol en tiendas de segunda mano. Fue su combinación de atracción sexual y fuerza lo que la convirtió en un ícono de estilo y en un símbolo de los años ochenta. Más adelante, cantantes como Madonna, Courtney Love y Gwen Stefani le atribuirían sus estilos a ella.

## LOS ROLLING STONES

*"Por favor, permítanme presentarme, soy un hombre de dinero y buen gusto."*

Fueron rebeldes y provocativos. Cantaron sobre las mujeres *honky-tonk* y la falta de satisfacción. Vestían pantalones de

pana ajustados, chalecos de terciopelo, camisas de seda, camisas con volantes y maquillaje contrastante exagerado y se dejaban el pelo largo. "Lucían como chicos a quienes cualquier madre respetable encerraría en el baño," escribió el *Daily Mail*. Sus vestuarios rebeldes y revolucionarios reflejaban su imagen incisiva y siempre serán el ejemplo al que los diseñadores se vuelvan cuando quieren lograr una onda estrella de *rock*. Porque nadie sabe del *rock* como los Stones... y no estoy segura de que alguien los logre superar.

## LOS SEX PISTOLS

*"No soy chic. Nunca podría ser chic."*

—SID VICIOUS

Cortaban sus *jeans* en tiras, se afeitaban la cabeza (o asumían Day-Glo Mohawks), ponían púas en sus chaquetas de cuero, rasgaban sus medias, se ponían aretes en el cuerpo y deshilachaban su ropa para luego sujetarla con alfileres de gancho. Eran los líderes del *punk rock*. Inspiraron a un público, perpetuaron un movimiento y cambiaron la estructura de la cultura pop para siempre... con *jeans* cortados en tiras y alfileres de gancho y gritos de "anarquía en el Reino Unido" (todo mientras eran vestidos por Vivienne Westwood).

## TINA TURNER

*"Fortaleza física en una mujer—eso es lo que soy."*

La minifalda, el lápiz labial y el cabello salvaje. Ella es uno de los íconos más glamorosos del *rock*. Siempre se la ha conocido por sus audaces y tensos trajes (y sus increíbles piernas). Su popularidad y su apabullante presencia sobre el escenario le hicieron ganar el apodo de "Reina del Rock-and-Roll." Sus

faldas cortas y gran cabello le han asegurado un lugar en la inmortalidad de la moda.

## MADONNA

*"Mejor vivir un año como un tigre que cien como una oveja."*

No hay nada audaz o controvertido que Madonna no haya adoptado o creado. Nos presentó yardas de encaje, cabello batido, cuero, spandex y colores brillantes. Madonna fue la cara de los años ochenta y nosotros rendimos culto en su altar (con anuario y fotos de boda para probarlo). Y después, en el momento en que todos saltaban a bordo, ella se reinventaba una vez más, al modo Madonna.

Su carrera evolucionó con fases estilísticas cuidadosamente planeadas. Hubo una fase de ropa interior de encaje, cabello grande y alhajas negras; la fase sensual Marilyn Monroe; la fase Evita; la *geisha* japonesa; la desinhibida diosa sexual en Gaultier (con Blonde Ambition). Ella siempre ha estado, y continúa estando, en la vanguardia. Es la reina del reinventarse a sí misma. Nadie olvidará el *bustier* de Gaultier, los trajes de hombre, los vestidos de cuero, el beso de chica a chica, las cintas de cábala...

## KURT COBAIN

*"Me siento tonto y contagioso..."*

Al principio de los años noventa, Kurt Cobain emergió del suburbio de Seattle vistiendo una camisa de franela raída, un par de Converse All-Stars trajinadas y un cárdigan sucio. Pronto su *look* estaba paseándose por las pasarelas de Nueva York, París y Milán, gracias a Marc Jacobs en su infausta "colección *grunge*," y las celebridades estaban comprando las

prendas a cientos de dólares. La juventud de Estados Unidos logró el *look* por mucho menos. Fueron a las tiendas de segunda mano a buscar la ropa, se dejaron el cabello largo, despeinado y, a propósito, sin lavar. Fue una época anti moda pero de un modo curioso, fue la única década que puede ser identificada por una sola tendencia de moda.

*El mundo es un libro, y aquellos que no viajan leen sólo una página.*

ST. AUGUSTINE

## Estilo y Viajes

Yo fui lo suficientemente inteligente como para llegar elegantemente tarde, diez años después que mi hermana mayor. Para el momento en que ella estaba en el internado, mis padres estaban listos para recorrer el mundo de modo que yo lo recorrí también. Mi padre tenía razón, siempre había tiempo para ponerse al día con las divisiones largas (aunque no estoy segura de que yo alguna vez lo haya hecho), pero no hay nada como pasear por las galerías del Louvre o mirar a una mujer italiana moverse por las calles de Roma. Estas son las lecciones informales que una niña no olvida fácilmente. Dondequiera que fuésemos yo observaba cuán diferente se vestían las mujeres en cada país. También veía cómo mi madre comprendía los estilos, comprando los collares y vestidos y llevándolos de regreso a

Colombia. Estas mujeres—las mujeres del mundo y mi mamá—me mostraron que las mejores fuentes de inspiración a menudo se encuentran más allá del alcance de tu código postal. No importa adónde vas sino lo que traes a casa.

## SUDAMÉRICA

*"No salgo sin maquillarme. Soy mujer, ya sabes."*

—SHAKIRA

Sudamérica es la tierra de la reina de la belleza. Estas mujeres invierten mucho tiempo y esfuerzo trabajando en la forma en que se presentan a sí mismas (condenada sea la humedad). No creo que haya visto alguna vez a las mujeres de mi casa salir sin ponerse lápiz labial. Simplemente no sucede. Hay mucha atención puesta en la feminidad y estándares de arreglo personal a los que la mujer de Sudamérica se ajusta todos los días. Los estándares no son sólo un tema de presentación, sino un tema de carácter moral. Existe la noción, transmitida de generación en generación, de que tu presencia física refleja la persona que eres por dentro. A través del esplendor cotidiano hay un aura de gracia natural y un despliegue de corrección que nunca disminuye.

## EUROPA

*"La atracción sexual es 50 por ciento lo que tú tienes y 50 por ciento lo que la gente piensa que tienes."*

—SOPHIA LOREN

En Europa, todo tiene que ver con la tradición. Las mujeres europeas adoptan la moda como propia y son las gran expertas en estilo; han hecho de la moda una forma de arte. Para estas mujeres, el estilo nunca es creado; simplemente es. Y

tiene un significado. Tomemos la cartera Hermès, por ejemplo. La mujer francesa usa la suya porque es una reliquia, no porque sea la cartera de moda. Y se pondrá una cierta bufanda porque su abuela la usaba. Para esta mujer, el poder de la tradición le da forma a su proceso completo de elegancia.

## ASIA

*"No debes ser comida por el quimono. Tú debes comerte el quimono."*

—HANAYAGI GENSHU

En toda Asia, el estilo está surcado de ritual y cultura. La *geisha*, por ejemplo, con su infatigable atención a la belleza exuberante y teatral, ha cultivado un sentido de misterio femenino por siglos. En el otro extremo del espectro, también verás en las calles de Tokio el fervor progresista de la juventud japonesa. Son los expertos del chic urbano, manteniéndose al día con la modernidad. En ambos casos, el estilo está puesto de relieve por una devoción auténtica por el detalle, el ingenio y la gracia.

## INDIA

*"El rosa es el azul marino de India."*

—DIANA VREELAND

En forma cotidiana, las mujeres de la India están instaladas en el color extremo, el brillo y la textura. Visten sin temor joyas infinitamente elaboradas, de oro y esmalte, con saris de seda de todos los tonos. Los eventos importantes de sus vidas están generalmente salpicados con un acercamiento al tipo de belleza que está cargada de costumbres y tradición. En una boda en India, la novia, repleta de alhajas hechas a

mano y envuelta en velos exquisitos, es tanto un ejemplo de adorno suntuoso y embellecimiento personal como una mujer en camino a su futuro.

## AFRICA

*"Tenemos que aprobarnos a nosotras mismas antes de que otras personas lo hagan. Las mujeres necesitan celebrar la belleza que Dios les ha dado en lugar de tratar todo el tiempo de ser otra cosa."*

—IMAN

Para las mujeres de África, la ornamentación siempre ha sido primordial en el estilo, y su perspectiva tiene reminiscencias de reinas y diosas. Elaborados envoltorios para la cabeza, colores luminosos, texturas orgánicas y joyas de todo tipo caracterizan la belleza impactante de la mujer africana. Por razones obvias, estas mujeres han tenido que reivindicar su estilo a través de los siglos, forjando un sentimiento aún más fuerte de orgullo y alianza con estas raíces.

## ESTADOS UNIDOS

*"Ella era una chica americana, criada con promesas."*

—TOM PETTY

Estados Unidos es el lugar donde nació un fenómeno como los *jeans* y donde las mujeres fueron liberadas de las austeras demandas de los códigos de vestimenta del viejo mundo. Es el país con estilos marcados a lo largo de las regiones. En el sudoeste, encuentras alhajas de turquesa y botas vaqueras. En Los Ángeles, las mujeres adoran los vestidos *boho* y las camisas campesinas. En Nueva York puedes encontrar casi cualquier cosa. En Estados Unidos, las promesas de posibilidad e inspiración no tienen límite.

Vale la pena hacer el esfuerzo para cualquier cosa que pueda atraer tu mirada, pero no tienes necesidad de viajar lejos. Si no puedes escaparte para unas vacaciones, ve a las tiendas étnicas de tu barrio. Pero dondequiera que vayas, sea Tokio o la tienda hindú local, este es el momento para comprar piezas dramáticas. Vuelve con algo fantástico. Rompe todas las barreras. Maldita sea la humedad, olvídate de la modestia, abandona las tendencias y diviértete un poco.

---

*Uno debería o bien ser una obra de arte o llevar puesto una obra de arte.*

OSCAR WILDE

---

## Estilo y Arte

Las influencias aquí son innumerables. Se encuentran en el Met y en el Louvre, pero también se encuentran en las paredes con grafiti y los grabados del mercado de pulgas. Cada diseñador ha sido influenciado por el arte, y el arte ha sido influenciado por la moda. Hay una gran cantidad de confluencia entre los dos. A Paul Poiret, el afamado diseñador de principios de los años 1900, se le considera el primero en abogar por la conexión diseñador/artista. "Siempre me han gustado los pintores," dijo. "Me parece que estamos en el mismo negocio y que ellos son mis colegas." Y Poiret fue mentor de Elsa Schiaparelli, la diseñadora que es comúnmente considerada

como la primera en realmente fusionar los dos mundos. Desde ese momento todos los diseñadores han buscado inspiración artística. Hay incontables enlaces importantes entre el arte y la moda; voy a brindarte mis tres favoritos.

## SALVADOR DALÍ Y ELSA SCHIAPARELLI

En 1936, Salvador Dalí creó su famoso Teléfono Langosta, un teléfono con una carcasa de langosta como auricular. La conexión era perfectamente clara para él: "Nunca comprendo por qué, cuando pido una langosta asada, nunca me sirven un teléfono cocido." En 1937, el Teléfono Langosta inspiró a Elsa Schiaparelli a crear su famoso Vestido Langosta, un vestido blanco virginal con una faja roja y una langosta roja de dos pies impresa en el frente. Ella le pidió a Dalí, su buen amigo, que le diseñara la tela. La conexión era perfectamente clara para ella; para Elsa Schiaparelli, no había nada que no pudiese usarse como inspiración. Hizo conexiones entre su ropa y el mundo que la rodeaba como nadie lo había hecho antes. Y fue la primera en diseñar colecciones enteras alrededor de un tema (y todos siguieron su ejemplo). Usaba iconografía africana o tatuajes de marineros o instrumentos musicales o mariposas o imágenes paganas. La mujer sabía cómo inspirarse. Sabía cómo imitar una imagen, pero también reivindicarla como propia. Esta es una mujer de la cual podemos aprender. Dejaba que todo influenciara su estilo. Imítala.

## YVES SAINT LAURENT Y PIET MONDRIAN

Este es uno de esos momentos en que el cruce es claramente reconocible y delineado. En los años veinte y treinta, el pintor holandés Piet Mondrian diseñó cuadros gráficos. Las

composiciones eran cuadriculadas con líneas negras gruesas y colores primarios básicos. YSL tomó esta idea de diseño y la adecuó a la figura femenina, creando su famosa colección Mondrian. El vestido se convirtió en un fenómeno en los años 60; la colección ha continuado siendo una de las intersecciones entre el arte y la moda más reconocible. Pero las inspiraciones artísticas de YSL van mucho más allá de Mondrian. Él explicó: "Naturalmente, estaba Mondrian, quien, en 1965, fue el primero a quien me animé a acercarme y cuyo rigor me cautivó. Pero también estaba Matisse, Braque, Picasso, Bonnard y Léger. Y ¿cómo sería posible para mí resistirme al Pop Art, que fue la expresión de mi juventud? ¿Cómo podría haber pasado por alto a mi querido amigo Andy Warhol? ¿Y cómo podría no haber tomado prestado de Van Gogh sus lirios, sus girasoles, sus maravillosos colores?" Su actitud y acercamiento al arte y la moda se han convertido en estándares a los que otros diseñadores constantemente observan en busca de inspiración.

## MARC JACOBS Y STEPHEN SPROUSE Y TAKASHI MURAKAMI

Al final de los años noventa, Louis Vuitton contrató a Marc Jacobs como director de moda, y Jacobs pronto comenzó a buscar artistas para proporcionarle una nueva visión a la compañía. En 2001, colaboró con el artista/diseñador de grafiti Stephen Sprouse para diseñar una edición limitada de carteras Vuitton con grafiti garabateados sobre el diseño monograma LV. Solamente crearon un número limitado, y los amigos de Sprouse comenzaron a comprar carteras LV comunes y a pedirle a él que les pusiera grafiti.

En 2003, Jacobs se encontró con Takashi Murakami y los dos fueron el cerebro del diseño Monograma Multicolor, que mostraba los monogramas originales LV en treinta y tres colores diferentes sobre un fondo blanco o negro, en lugar de los tradicionales monogramas dorados sobre un fondo marrón. Murakami también creó el diseño Cherry Blossom para la compañía, estampando caritas de caricatura sonrientes y flores rosadas y amarillas encima de la tela de monograma original.

Las colaboraciones de Jacobs tanto con Sprouse como con Murakami hacen gala de la mentalidad "moda como arte" y "arte como moda," que el mundo de la moda ha abrazado sin reservas.

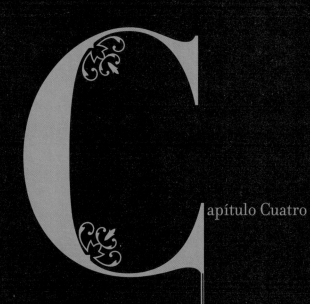

Capítulo Cuatro

QUÉ PONERSE CUANDO...

"Me pongo mi estilo de ropa para ahorrarme el problema de decidir qué ropa ponerme."

KATHARINE HEPBURN

 a gente siempre me pregunta qué deberían vestir en ciertas situaciones. No hay una sola respuesta. Depende de tantas circunstancias diferentes—adónde estás yendo, qué estás haciendo, el tiempo, la estación, el momento del día, etcétera, etcétera.

Pero dado que me lo has preguntado, aquí van unas pocas sugerencias...

*Sabe, primero, quién eres;*
*y después engalánate de acuerdo a eso.*

EPÍCTETO

## CÓMO VESTIRSE CUANDO HAY UN CÓDIGO DE VESTIR

Lee siempre las invitaciones con sumo cuidado. Yo he sufrido el no hacerlo. Entrar a un evento de etiqueta con un atuendo elegante, pero informal no es divertido. Tú quieres llegar a la fiesta y dejar tu estampa. El comentario de la fiesta debería ser "Guau," no "¡Uy!"

### Evento de etiqueta

A la noche, tú debes convertirte en una mariposa. Este es el momento de hacer realidad la fantasía de quién quieres ser. Viste colores fuertes, lleva alhajas fabulosas, ponte cualquier cosa que te haga brillar al entrar al sitio. Para un evento de etiqueta a los hombres se les pide que vistan un esmoquin y se espera que las mujeres lleven un vestido largo o un vestido de cóctel. Pero este es el momento de salir de tu capullo. No seas simplemente otra mujer luciendo un vestido largo negro; habrá montones de sobra de ellas.

Algunas variaciones al evento de etiqueta son: evento de corbata blanca (vestidos de fiesta), formal (lo mismo que de etiqueta), de etiqueta creativo (esto significa que hay un tema; siempre sé cautelosa de los temas y asegúrate de no lucir disfrazada).

### Ropa de cóctel

Esto significa vestido corto. Aquí llegó la hora de divertirse. Saca ese fabuloso vestido corto, tus zapatos altos matadores, tus alhajas más originales. Los grandes anillos de cóctel están hechos para este código de vestimenta.

Algunas variaciones son: etiqueta opcional, informal, semi formal (todas significan prácticamente lo mismo).

### Informal elegante

Esto significa que pantalones son aceptables pero los *jeans* no lo son. Las blusas divertidas están muy bien pero no las camisetas.

Algunas variaciones son: informal arreglado (lo mismo que informal elegante), informal festivo (otro código de vestir con un tema—ten cuidado), informal de negocios (no uses blusas con escote bajo.)

**Informal**

Significa que todo va. Pero no para ti. Alguien te está extendiendo una invitación, de modo que haz el esfuerzo. Tienes mucha libertad. Diviértete.

## CÓMO VESTIRSE PARA VIAJAR EN AVIÓN

No te pongas unas sudaderas. Ni siquiera unas caras. Porque déjame decirte que si hay una chica en sudaderas y una chica en un suéter de cachemir y existe la posibilidad de subir de clase, el cachemir vence a las sudaderas en todos los casos. La forma en que te presentas importa: cuanto mejor luzcas, mejor te tratarán. La sonrisa consigue más que el ceño fruncido.

En un vuelo de Nueva York a Los Ángeles, viajé con una actriz que subió al avión en un atuendo perfecto, con el cabello perfecto, completamente maquillada y anteojos de sol. Cuando descendimos de ese avión en LA, ni un pelo estaba fuera de lugar. Lucía como si hubiera sido teletransportada hasta ahí en una nave espacial (la muy condenada). No estoy diciendo que todas tenemos que lucir así de perfectas (estoy segura de que yo era un desorden comparada a ella), pero deberíamos ubicarnos a mitad de camino entre la perfección y las sudaderas.

---

*Nunca te vayas de viaje con alguien que no amas.*

ERNEST HEMINGWAY

---

Cámbiate y ponte las sudaderas en el avión si quieres, pero para el aeropuerto, ponte pantalones o *jeans*. Y después vístete en capas, capas, capas. Un cárdigan de cachemir y una bufanda de cachemir son imprescindibles en un avión. Lleva un impermeable liviano o una chaqueta y un espléndido bolso grande con un par de anteojos de sol (que puedes usar durante todo el vuelo si no quieres ponerte maquillaje). Y en cuanto a los zapatos, úsalos de tacón bajo. Este es uno de los pocos momentos en que no deberías usar tacones altos. No es para nada divertido (o glamoroso) correr para alcanzar tu vuelo en tacones altos.

## CÓMO VESTIRSE PARA LA PRIMERA CITA

Debería haber misterio. El punto es despertar la curiosidad. Una revelación lenta es más fascinante que una revelación completa. Concéntrate en las telas y en no exponer demasiada piel. Seda, cachemir, angora o cualquier cosa táctil funciona bien. Es el momento de sacar tu lencería favorita (¡no para él, para ti!), porque aún si la cita es un desastre, al menos te sentirás feliz. Mantente relajada, sé súper femenina y relájate en los momentos de silencio incómodos.

*¿No es la parte más erótica del cuerpo aquella donde la ropa permite un vistazo fugaz?*

ROLAND BARTHES

## CÓMO VESTIRSE PARA CONOCER A LOS PADRES DEL NOVIO (Y/O POSIBLES SUEGROS) POR PRIMERA VEZ

Muy bien, no quiero agobiarte, pero su madre nunca olvidará lo que tenías puesto al conocerla por primera vez. No le preguntes a él, no sabe nada. Él sólo dirá: "Estoy seguro de que cualquier cosa que te pongas se va a ver bien. Mi mamá te va a adorar." ¡Ja! Todas sabemos que la madre estará llena de juicio y dudas. Tú tienes que llegar llena de desenvoltura y estilo.

---

*Nunca tienes una segunda oportunidad para dar una primera impresión.*

LA MADRE DE TODAS

---

Claramente, este no es el momento para ponerse una blusa de escote bajo o tus medias de red o tus botas S&M. A ella probablemente no le gustará. Este tampoco es el momento de mostrar lencería. Es el momento de ser un poco conservadora. Las faldas a la altura de la rodilla están bien, las minifaldas no. Pantalones de piernas anchas, sí. *Jeans* rasgados, no. Los cárdigans están bien, los escotes no. Todo esto es sentido común. Pero no cometas el error de cambiar completamente tu estilo para impresionarlos. Tienes que mostrarles quién eres, simplemente no *toda* la que eres. Viste ropa clásica, más bien conservadora, pero asegúrate de que tu cartera, o tu collar o tu reloj revelen un poco de tu estilo.

Y esto no tiene nada que ver con lo que vistas, pero no seas una de esas chicas sonrientes y falsas. Recuerda que tu madre no es la cínica que tiene un detector de sandeces montado. Su mamá también tiene uno. Son incorporados durante la gestación. ¿Los padres? Ellos son un poquito más fáciles de engañar.

## CÓMO VESTIRSE PARA UNA ENTREVISTA DE TRABAJO

La camisa de escote bajo, las medias de red y las botas S&M probablemente no funcionarán aquí tampoco. Nuevamente, tendrás que ser un poquito conservadora pero, en la mayoría de los casos, ya no tienes que vestir un traje. Sí debes considerar el lugar en el que te estás postulando. Una falda tubo con una camisa abotonada y lindos zapatos altos te llevarán casi a cualquier lado. Si es una revista de modas o un estudio de arte, te puedes poner una blusa más a la moda. Se trata de mezclar y combinar. En una firma de abogados o una oficina financiera, tendrás que acatar la disciplina un poquito más. Si realmente quieres seguir el camino del traje, asegúrate de que sea un traje bien confeccionado—tiene que lucir increíble. Invierte tu dinero aquí.

Como pauta general: elige una base conservadora y luego ponle alguna alhaja personal, algo que diga que eres alguien vivo y no un robot con traje puesto.

*Nadie ha llegado a tener una idea vestido de traje.*

FREDERICK G. BANTING

Una vez vi a una de las mujeres más influyentes en el mundo de la moda luciendo uno de sus tantos conjuntos increíbles: una chaqueta fabulosa con un fabuloso par de *jeans*. Pero cuando se dio vuelta, me horroricé. ¡Calzones! ¡Calzones de abuelita! ¿Quién, en el siglo veintiuno, no tiene una tanga? Ese día su elegancia bajó un poquito de nivel (o tal vez bastante). Tienes que revisar tu parte trasera antes de salir. ¡No se deben mostrar ni los calzones ni la tanga!

---

*Si tienes puesta lencería que te hace sentir glamorosa, estás a mitad de camino de hacer girar las cabezas.*

ELLE MACPHERSON

---

Presta tanta atención a tu lencería como al resto de tu vestimenta. Úsala a tu favor. No tengas miedo a jugar con el color, a superponer y a probar hallazgos *vintage* muy femeninos. Explora las ligas, los corsés, etc. Es como abrir la caja de Pandora. Definitivamente no uses un sostén como blusa. Es ridículo y para nada provocativo. Y, en realidad, todos saben que tienes puesto un sostén. Pero un sostén con estampado de leopardo o un sostén de encaje que se muestra sólo un poquito puede ser increíblemente seductor (simplemente no muestres demasiado).

Deberías tener los colores básicos para esos momentos en que

sólo un sostén clásico funciona, pero ten cuidado con los sostenes desnudos. Puede parecer que tienes una prótesis en el pecho (no es un buen *look*). Pueden andar muy bien cuando son absolutamente necesarios, pero no es el tono más seductor.

Sí, la mayor parte del tiempo sólo tú sabrás qué tienes puesto debajo de tu ropa, pero ponte lencería fabulosa de todos modos. Un poquito de optimismo nunca le hace mal a nadie.

## CÓMO VESTIRSE CON ELEGANCIA

Tus zapatos, cartera y saco revelarán tu mano inmediatamente. Gasta tu dinero en eso. Un diseño simple, eterno para estos tres ítems es lo mejor. Unos zapatos de tacon alto clásicos, una cartera de cuero acolchada (piensa Chanel) y un saco a la rodilla o a media pierna funcionan bien.

Mantente sencilla y sobria. Para los pantalones y la blusa, elige un color rico—*beige*, marrón, marfil o negro—y llévalos tono sobre tono. Por ejemplo, un par de pantalones increíbles y un suéter lujoso de cuello alto, ambos de color marfil, equivalen a elegancia. También funciona usar negro, marrón o *beige* de pies a cabeza. (No importa cuánto cuestan los pantalones y el suéter de cuello alto, se trata de lucir elegante no del dinero.) Después agrega un saco estupendo

*¿Acaso la elegancia no es olvidarse qué es lo que uno tiene puesto?*

YVES SAINT LAURENT

y elige alguna alhaja perdurable: una pulsera de dijes, un brazalete, aros, un anillo de cóctel, turquesa, coral o perlas.

## CÓMO VESTIRSE PARA UNA BODA

Primero que todo, evita ser una dama de honor. Responde a tu pregunta "¿qué me pongo?" de inmediato pero a un costo horrendo. Segundo, no te vistas de blanco. Por alguna razón, la gente se pone muy susceptible con eso. Especialmente la mamá de la novia. Lo más importante de todo, tienes que considerar dónde es la fiesta. Una vez más, lee esa invitación con cuidado. Si es una boda de noche en la ciudad, vístete como lo harías para un evento de etiqueta. Si es una boda de día en una isla, ponte una solera coqueta. Si es una boda por la tarde en un club de campo, lleva una camisa simple, ponte accesorios y prepárate para los cinturones con estampado de ballenas. Si es una boda a las tres de la mañana en Vegas, cualquier cosa está bien.

*Creo que tengo monogamia. Me la contagié de ti.*

SAMANTHA, *SEX AND THE CITY*

## CÓMO VESTIRSE PARA UN FIN DE SEMANA DURANTE EL VERANO

Mira la foto de Jackie O. en Hyannis con sus *jeans* y camiseta y accesorios perfectos para el verano. Y mira a Brigitte Bardot en *And God*

*Created Woman*, luciendo un bikini a cuadros de algodón con su cabello alborotado. Estas mujeres sabían cómo disfrutar del verano.

Los fines de semana durante el verano son para soltarte el pelo, dormir siestas al sol, beber margaritas en la terraza. Los *jeans* y las camisetas son claves aquí. Las soleras y las camisetas sin mangas y con un traje de baño fabuloso son esenciales también. Mantén todo simple y subraya tu traje con todos esos accesorios de verano que se ven como si hubiesen sido hechos para los domingos perezosos de julio—sandalias chatas, sombrero para el sol, el bolso grande L.L. Bean.

*La mujer mejor vestida es aquella cuya ropa no luciría demasiado extraña en el campo.*

HARDY AMIES

Mantente en onda e informal. Nadie quiere ir a la playa con una mujer en tacones altos y con una cartera de cuero de Prada. Todos quieren ir a pasar un fin de semana con Jackie O. o Brigitte Bardot.

CÓMO VESTIRSE EN EL INVIERNO

Consíguete un abrigo sensacional. Es lo que todo el mundo te verá puesto, de modo que tienes que asegurarte de que es increíble. Encuentra uno que tenga un poquito de estilo—un color brillante, un diseño distinto, un cuello destacado, botones extra grandes—cualquier

# ¿Alguna vez una mujer que sabía que estaba bien vestida se pescó un resfrío?

FRIEDRICH NIETZSCHE

cosa que te haga sobresalir en el mar de negros y marrones. Yo soy fanática del negro y el marrón en el invierno, pero no para el abrigo. Una mujer en un abrigo negro liso raramente impacta al entrar a un lugar. ¿Una mujer con un visón negro? Sí. ¿Una mujer en un impermeable rojo? Sí. ¿Una mujer en un chaquetón negro? Eh. Todo lo demás puede ser negro, si quieres. Pantalones negros, zapatos negros, suéter de cuello alto negro. Simplemente ponle un toque de color o de diseño en tu abrigo y estarás excelente.

Los colores para el invierno son bastante comunes: negro, marrón, gris, *beige*. No puedes equivocarte con ellos. Pero definitivamente anímate a ponerte blanco y marfil. No hay nada más chic que una mujer de blanco en el invierno. Vale la pena pagar esa cuenta en la tintorería. Otra cosa por la cual vale la pena gastar: cualquier cosa de cachemir (lo que muy probablemente se puede encontrar por poco dinero) o alpaca (lo que muy probablemente no). Y, a pesar de PETA, yo soy una fanática empedernida de la piel. Te mantendrá abrigada y te hará lucir instantáneamente lujosa. Si no puedes comprar un saco, cómprate un sombrero. Si no puedes comprar el sombrero, pídeles a tus parientes mayores las prendas de piel que ya no usen y llévalas al sastre para que te las rediseñe. Nada es mejor para readaptar que un viejo tapado de piel. Y nada te hará sentir más glamorosa en las profundidades de diciembre.

# CÓMO VESTIRSE CUANDO ESTÁS EMBARAZADA

Ponte alhajas. Montones de alhajas. Haz que él te las compre—él te metió en esto. Él puede ayudarte a pasar por esto con estilo. Dale instrucciones para que encuentre brazaletes, aros, collares divertidos. Cualquier cosa para que tu panza no resalte tanto. No tiene que ser nada lujoso o exorbitantemente caro (aunque no se lo digas—si él quiere gastar, ¿quién eres tú para detenerlo?)

Hagas lo que hagas, no trates de ocultar tu panza vistiendo enormes ropas anchas. Eso simplemente te hará lucir más grande y, en verdad, eso no es lo que necesitas justo ahora. Lo que necesitas son algunos suéteres de cachemir (en el invierno) o camisetas de algodón (en el verano) entallados que abrazarán tu cuerpo perfectamente y no te harán lucir como una pelota de playa. Para conjurar aún más la silueta de pelota playera, también necesitarás un par de buenos *jeans* de maternidad. Asegúrate de que sean cómodos, ajustados en las caderas y muslos y más anchos a la altura de los tobillos para equilibrar la panza. No compres *jeans* de maternidad que sean estrechos en los tobillos. Vas a lucir como Papa Noel sin regalos. No temas gastar dinero en ninguna de estas prendas. La comodidad está antes que la deuda en la tarjeta de crédito durante estos gloriosos (sí, gloriosos) nueve meses.

Con tristeza te diré que probablemente tengas que colgar los tacones altos por algunos meses. Yo me levanto y me voy a dormir con tacones altos, pero ni siquiera yo lo logré durante esos nueve meses. Los zapatitos de ballet son tus aliados aquí. Son extremadamente cómodos y lo suficientemente flexibles como para estirarse a medida que tus pies comiencen a expandirse (muy atractivo).

¿Te estoy divirtiendo con los detalles? Hay ventajas para todo este calesín del embarazo. Tu cabello se pone más grueso. Tus pechos se agrandan. Vas a "brillar" (o al menos eso te dirá la gente). Puedes enviar a que alguien te consiga *cheesecake* durante una tormenta de nieve y nadie dirá una palabra.

R. Toled

Capítulo Cinco

## CONSEJOS Y TRUCOS DEL MUNDO DE LA MODA

"No le des consejos a una mujer; uno no debería darle a una mujer nada que no pudiera vestir en la mañana."

OSCAR WILDE

# DIANE VON FURSTENBERG,
### sobre la inspiración y la confianza

P: ¿Cuál fue tu inspiración para el vestido envolvente?

R: Yo era realmente muy joven, tenía poco más de veinte años. Trabajaba en una fábrica italiana, y amaba el *jersey* estampado. Comenzó como una blusa envolvente, semejante al que vestiría una bailarina, y entonces un día simplemente tuve la idea de convertirlo en un vestido. Es el más tradicional de los vestidos, como un quimono, pero fue revolucionario porque estaba hecho de *jersey* y era ceñido al cuerpo.

P: ¿Cuál es tu secreto para mantenerte joven?

R: Amo la vida y la vivo plenamente.

P: ¿Cuál es tu prenda de vestir favorita?

R: Lo que sea que esté vistiendo en el momento. Existe ese momento en la mañana en que te pones la prenda adecuada y de algún modo sientes que es perfecto.

P: ¿El secreto para el estilo?

R: Tienes que imaginarte dónde estás yendo y qué harás y luego simplemente elegir.

## ZAC POSEN,
sobre estar segura de sí misma y hacer una entrada

P: ¿Qué encuentras elegante en una mujer?

R: Cada mujer tiene su propio encanto. A mi me gusta el humor, la opinión y la seguridad en sí misma.

P: ¿Quiénes son algunas de las mujeres con más estilo que conoces?

R: Ellas saben quiénes son.

P: ¿Consejos expertos sobre cómo vestir para una fiesta?

R: Vístete según el papel que quieras jugar.

P: ¿Cómo vestirse para hacer una entrada?

R: Del mismo modo que para una salida: con aplomo, los hombros hacia atrás y con un secreto bien oculto.

## TORY BURCH,
sobre lo que trasciende el tiempo versus la última moda

P: ¿Cuál es el secreto para combinar los estilos de lo que trasciende el tiempo con lo moderno?

R: Si visto zapatos o una joya a la última moda, mantengo el resto de mi equipo sencillo y ceñido a las prendas clásicas con líneas puras.

P: ¿Cómo distingues algo que es tendencia de algo que va a perdurar?

R: Una tendencia es aquello que dura sólo una o dos temporadas. Las prendas clásicas como una camisa blanca impecable o un impermeable kaki nunca dejarán de tener estilo.

P: ¿Cuál es tu fuente de inspiración estilística preferida?

R: Las fotografías vintage—me inspira ver las fotos de mujeres chic de las décadas de los sesenta y setenta. Mujeres como

Jane Birkin y Catherine Deneuve tenían un sentido innato del estilo.

P: ¿Qué encuentras que es más elegante en una mujer?

R: La confianza de vestir lo que les queda bien sin preocuparse por las tendencias. Las mujeres que visten para lucir sus cualidades y esconder sus imperfecciones siempre lucen elegantes y compuestas.

P: ¿Cuál es la mujer con más estilo que conoces?

R: Mi mamá. Recuerdo haberla visto preparándose para una salida nocturna cuando yo era un niño y haber pensado que era la mujer más glamorosa y chic que jamás hubiese visto. Aún hoy siento lo mismo cuando la veo.

## CAMERON SILVER,
### sobre comprar y vestir *vintage*

P: ¿Cuáles son los secretos para comprar *vintage*?

R: Calidad y modernidad. El *vintage* no significa vestir retro, sino más bien incorporar prendas del pasado para darte un aspecto absolutamente moderno que sea inconfundible y exhiba tu estilo personal único. Pero el *vintage* de mala calidad y en malas condiciones no va a cumplir con los requisitos. Trata de buscar cosas que hayan sido tratadas con cuidado y sean de buena calidad.

P: ¿El *vintage* es para cualquier mujer?

R: Hay *vintage* para cada mujer. Bueno, no estoy diciendo que todas puedan usar una gasa elastizada de Sant'Angelo de los tardíos años ochenta, pero los accesorios son un excelente modo de incorporar *vintage* y son de talla única que le queda bien a todas. Quizá una mujer más madura sienta que no

puede llevar una prenda *vintage*, pero no estoy de acuerdo. Se trata de vestir apropiadamente para tu edad y talla, y *vintage* es parte de una ecuación para todas las mujeres con el deseo de ser inconfundibles.

P: ¿Cuál es la mejor prenda *vintage* que una mujer puede comprar?

R: Una gran cartera *vintage* Hermès, puede ser una Kelly, una Constance, una Birkin o algo más difícil de encontrar o fuera de producción. Es el arquetipo de calidad y gusto y será legado para las generaciones futuras.

P: ¿Qué es lo que encuentras más elegante en una mujer?

R: Me atraen las mujeres que tienen un sentido de estilo único. Aprecio las que visten de forma auténticamente excéntrica como así también las que visten clásico e icónico. Pienso que es la individualidad que se evidencia en las elecciones que hace una mujer, lo que crea una mujer con estilo.

P: ¿Cuál es la mujer con más estilo que conoces?

R: ¡Nina García! Y, esa es una pregunta difícil, ya que tengo que ser muy diplomático al responderla. Pero adoro el estilo de Chloë Sevigny, lo mismo que el de mi amiga Liz Goldwyn, Tatiana Sorokko y Susan Casden...¡pero hay demasiadas como para nombrar sólo cuatro!

## RALPH LAUREN,
### sobre romper las reglas

"Siempre he creído que romper las reglas es lo que hace que las prendas sean interesantes. Es lo que he hecho de diferentes maneras a lo largo de toda mi carrera. Amo mezclar los géneros

y las formas de modos inesperados—lo clásico con lo moderno, lo tosco con lo elegante. No hay límites, siempre que esté hecho con un cierto nivel de gusto."

# GILLES MENDEL,
sobre pieles

P: ¿Cómo elijes tu primera piel?

R: Tu primera piel debería ser el abrigo con el que siempre soñaste, un objeto de fantasía que te hace sentir especial cada vez que te lo pones, y por supuesto, si además sucede que te abriga, tiene una ventaja extra.

P: ¿Hay algo con lo que la piel no combine?

R: La piel o un toque de piel complementan cualquier *look*. Agrega un toque de glamour y lujo; puede obrar maravillas como realce para un sencillo y pequeño vestido negro.

P: ¿Cuál es el error más grave que una mujer puede cometer al vestir una piel?

R: Tratarla como si se tratara de algo que sólo puedes vestir en ocasiones especiales. Ahora tratamos a la piel como un género extraordinario que puede volverse fácilmente parte de un estilo de vida. Piel ya no es sólo el visón de tu abuela que salía a relucir en ocasiones especiales. La piel es una prenda de lujo moderna como el cachemir que todas pueden disfrutar a cualquier precio.

P: ¿Qué encuentras eternamente elegante?

R: El esmoquin perfectamente cortado o un impermeable clásico.

P: ¿Cuál es la mujer con más estilo que conoces?

R: Todavía amo a Jane Birkin y Kate Moss.

# FRANCISCO COSTA,
sobre el minimalismo con encanto

P: ¿Qué es lo que sucede con una camisa blanca que resulta tan atractiva?

R: Una camisa blanca siempre luce sexy y fresca. Es un básico de la moda.

P: ¿Cuál es tu prenda de vestir femenina preferida?

R: La falda es la prenda de vestir más femenina en una mujer y puede determinar la silueta total.

P: ¿Cómo viste una mujer según el minimalismo sin parecer aburrida?

R: Uno debería referirse siempre a las proporciones para mantener una linda silueta—un vestido viejo puede lucir sensacional en un nuevo largo.

P: ¿Cuál es la mejor lección que aprendiste de las mujeres brasileras?

R: Las mujeres de Brasil saben cómo dejar que la sensualidad hable por sí misma.

# MARGHERITA MISSONI,
sobre vestir estampados y lo divertido de la moda

P: ¿Cuál es tu secreto para vestir estampados?

R: Como con cualquier otra cosa, tienes que sentirte cómoda con ellos. Si no es así, ni siquiera lo intentes. Si estás incómoda en colores atrevidos o cualquier cosa drástica, no lucirá bien.

P: ¿Pueden mezclarse los estampados?

R: Si, definitivamente. Depende de lo que busques. Si quieres un *look* hippie de los setenta, mezclarás estampados. Si optas

por un estilo gitano o *boho*, también se mezcla. No veo los estampados como restrictivos. Los veo como prendas que puedes combinar como mezclarías formas y volúmenes.

P: ¿Puedes vestir estampados para una boda?

R: Sí, a menudo lo hago. Pienso que no vestiría nada demasiado atrevido o demasiado brillante, como tampoco vestiría nada blanco. Nunca eclipses a la novia. No elijas algo que sea excesivo. Los estampados de colores suaves están bien.

P: ¿Quién o qué ha influenciado más tu estilo?

P: Puedes ser influenciada por todo lo que ves y por todos los lugares a los que vas. Fui afortunada por haber crecido en una situación y un entorno donde había un montón de gente con un peculiar sentido del estilo, así que siempre tuve una visión más amplia, más variada de lo que podría haber sido. Nada era estricto o preciso, y eso constituye la parte divertida de la moda.

P: ¿Cuál es una de las mujeres con más estilo que conoces?

R: Carine Roitfeld.

P: ¿Cuáles son los secretos del estilo de las mujeres europeas?

R: Sé tú misma. En Estados Unidos, las mujeres están más preocupadas por vestir la prenda adecuada, por pertenecer y por seguir la tendencia de moda. En Europa, ellas siguen más sus instintos, lo cual conduce a un sentido del estilo más personal.

# ELLE MACPHERSON,
## sobre lencería, estilo personal y actitud

P: ¿Cuáles son tus consejos prácticos al comprar lencería? ¿O al usar lencería?

R: Asegúrate de que es apropiada para ti. Muchas mujeres no

conocen su tamaño de sostén verdadero. Experimenta con los colores (hay muchos colores que realmente no se notan debajo de algo blanco).

P: ¿Cuál es el error más grande que una mujer puede cometer al comprar/usar lencería?

R: No comprar sostén y braga haciendo juego. En los trajes de baño, menos es más. En lencería ¡¡¡más es más!!! (Dos bragas para cada sostén, es aún mejor). Prueba con tangas o culotes, dependiendo del humor y de la ropa.

P: ¿Cuáles son tus consejos prácticos para lograr un estilo personal?

R: Encuentra un estilo personal pero no siguiendo las tendencias de la moda. He usado *jeans* y una camiseta blanca con botas a la rodilla / vaqueras / de motociclista, zapatos chatos de ballet y un cárdigan de cachemir por veinticinco años. El diseño de los *jeans* cambia y de eso se trata. Creo en la comodidad y coherencia. Hay algo muy inquietante en vestir a lo esquizofrénico.

P: ¿Cuál es tu mayor fuente de inspiración estilística?

R: Pienso que los años setenta fueron un período que me afectó como adolescente (mi madre también era prácticamente una adolescente). Vivíamos en *jeans* acampanados y chalecos y plataformas. El surf y el rock fueron los tipos de estilos de vida que afectaron mi elección de ropa.

P: ¿Qué encuentras elegante en una mujer?

R: Una mujer tiene estilo sin importar la ropa que lleve si se siente cómoda con sí misma. Me encanta cuando una mujer es natural y sencilla con un sentido de fortaleza interna. Podría estar desnuda o en un vestido de fiesta y su actitud no cambiaría.

P: ¿Cuál es la mujer con más estilo que conoces?

R: Pienso que hay tantas mujeres que tienen su propio "estilo elegante." Angelina Jolie siempre luce hermosa sin esfuerzo. Talitha Getty tiene un gusto ecléctico fabuloso. El estilo de Julie Christie (su cabello y maquillaje) es insuperable. Audrey Hepburn es magnética y apeticible en *Breakfast at Tiffany's* (cualquier cosa que se ponga luce alucinante). Cate Blanchett tiene una cara y un porte y una sabiduría interna y dinastía. Mi amiga Elizabeth Saltzman siempre luce espectacular.

P: ¿Cuál es tu prenda de vestir favorita?

R: Una camiseta blanca Vince.

## ISABEL TOLEDO,
sobre formas fuertes

P: ¿Cuál es el secreto para comprar y vestir formas fuertes?

R: El secreto para vestir formas fuertes es el lenguaje corporal—una mujer debe estar cómoda en su propia piel para que funcione en ella la forma fuerte. Una vez que te conoces y entiendes cómo utilizar tu lenguaje corporal, las prendas con forma pueden realzar tu presencia gráfica y ayudarte a proyectar tu propio estilo personal.

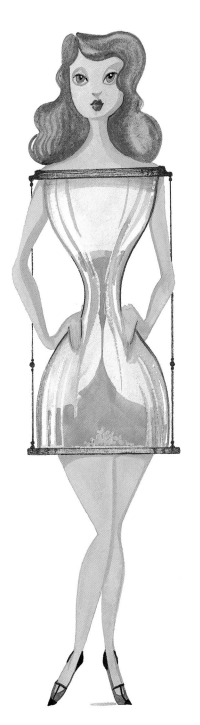

P: ¿Cuál es tu secreto para combinar lo práctico con lo fantástico?

R: Esa es la esencia del estilo para mí. El modo en el que mezclas los opuestos y reordenas las realidades para conseguir una verdad más profunda. Amo lo práctico y construyo todo alrededor de ello primero. Lo fantástico sucede simplemente cuando estás abierta a ello y puede evaporarse también así de rápido. Mi experiencia me indica que a menudo, de lo fantástico, nace lo práctico.

P: ¿Cuál es la prenda de vestir que toda mujer debería tener en su guardarropa?

R: ¡Ropa interior! Para mí, un hermoso guardarropa de ropa interior exquisita es el lujo supremo. Es lo primero que te pones, y sin importar cuál es tu *look*, no hay nada que pueda mejorar más tu humor que aquello que tienes debajo de todo. Las prendas íntimas diferentes para los distintos tipos de ropa son esenciales para lograr que un *look* funcione para ti.

P: ¿Qué encuentras eternamente elegante?

R: Estar bien arreglada es algo que constituye un estilo eterno. Cuando estás perfectamente arreglada, puedes conquistar el mundo... ¡aún en un par de *jeans* y una camiseta!

P: ¿Cuáles son algunas de las mujeres con más estilo que conoces?

R: Adoro el sentido de estilo de las generaciones clásicas que trasciende la edad. María Felix, Louise Bourgeois, Iris Apfel, Anna Piaggi, Louise Nevelson, Frida Kahlo—todas ellas han demostrado que en realidad se trata de un sentido propio independiente y seguro. Diana Vreeland, con quien tuve la fortuna de hacer las prácticas en el Instituto de Diseño en el Met, tuvo ese don a lo largo de toda su vida—la dicha de vivir y

vestir elegante o informalmente para cualquier desafío. Usábamos el mismo número de calzado e insistía en probarse lo que yo había conseguido en Canal Street. Esa curiosidad y entusiasmo es un verdadero don y la recompensa de una mente fértil y un espíritu abierto. ¡Eso es lo que alimenta a la moda!

## REED KRAKOFF,
### sobre carteras y fines de semana veraniegos

P: ¿Cuál es la cartera que toda mujer debería tener?

R: Un bolso grande clásico que va con todo—la cartera ícono americana.

P: ¿Cuál es el mejor accesorio que puede lucir una mujer?

R: Una cartera, por razones obvias. En realidad, cualquier cosa que ponga de manifiesto su verdadera personalidad.

P: ¿Qué debería vestir una mujer en un fin de semana en el verano?

R: Algo informal y chic. Nada demasiado forzado, que no luzca como si se hubiera esforzado mucho. Después de todo, es el fin de semana.

P: ¿En una primera cita?

R: Nada demasiado sexy o atrevido. Es bueno dejar algo librado a la imaginación.

P: ¿Cuál es la senal que demuestra que una mujer tiene estilo?

R: Única, segura, eterna.

P: ¿Cuál es la mujer con más estilo que conoces?

R: Mi esposa Delphine—chic sin esfuerzos en todo momento. Elegante o informal—durante el día y la noche.

# MICHAEL KORS,
## sobre cachemir, cocodrilo y comodidad

P: ¿Qué prenda debería tener toda mujer?

R: Zapatos de cocodrilo marrón con tacones aguja.

P: ¿Qué debería vestir una mujer cuando viaja en avión?

R: Un cachemir negro de cuello alto y *jeans* blancos y unos enormes anteojos de sol.

P: ¿Qué géneros funcionan mejor para la vestimenta de cualquier estación?

R: El *jersey* matte. Es sexy y cómodo y es lo mejor para viajar.

P: ¿Cuáles son los sellos distintivos de la vestimenta deportiva moderna?

R: La combinación de comodidad, attracción sexual y lujo.

P: ¿Qué encuentras increíblemente elegante?

R: Las mujeres que lucen como si no lo hubiesen planeado y, sin embargo, se ven elegantes al mismo tiempo.

P: ¿Cuál es la mujer con más estilo que conoces?

R: Gwyneth Paltrow.

# IMAN, sobre confianza y sonrisas

P: ¿Cómo ser segura de sí misma?

R: Sintiéndote cómoda en tu propia piel. No sigas las tendencias. Sólo viste aquello que te queda bien, pero actualízalo. Siéntete orgullosa de lo que sea que vistas, y sonríe, cariño, ¡sonríe!

P: ¿Qué encuentras elegante en una mujer?

R: La seguridad en sus elecciones sin importar lo que piensen las demás, y un sentido de ironía.

P: ¿Cuál es tu prenda de vestir favorita?

R: Tanto una camisa blanca como un suéter de cuello alto negro—ambos modernos, clásicos, elegantes, informales y eternos.

P: ¿Quién o qué ha inspirado tu estilo?

R: Mi mamá. Se vestía sin reparos.

## FRIDA GIANNINI,
### sobre reinvención y reinterpretación

P: ¿Cuál es la clave para reinventar prendas viejas?

R: Amo la ropa vintage, y amo revisar diferentes mercados en busca de tesoros grandiosos, los cuales sirven de fuente de inspiración. Me gusta comparar las líneas, detalles y colores entre lo que encuentro y lo que me interesa hoy. Las referencias y reinterpretaciones satisfacen una curiosidad, pero nunca deberían ser literales. Encontré un montón de inspiración en los archivos de Gucci, especialmente elementos icónicos tales como el Horsebit, Crest y Bamboo. Actualizando un estampado icónico, poniéndolo en una silueta combina perfectamente la tradición con la innovación moderna.

P: ¿Qué debería tener en mente una mujer cuando combina telas?

R: Para mi, mezclar elementos contradictorios origina la combinación más interesante y exitosa. Amo el estilo de los años setenta apareado con una silueta muy moderna de zapatos, o un bolso grande con manija de bambú haciendo juego con el diseño de un vestido de esta temporada.

P: ¿Cuál es tu fuente de inspiración principal?

R: Puedes encontrar inspiración en cualquier lugar y momento. La encuentro en hombres y mujeres jóvenes en la calle o en

las películas, en los géneros, en la música, en el arte, en la arquitectura y en la literatura. Me inspiran las diferentes épocas de la moda y los íconos de modas diferentes.

P: ¿Consejos prácticos para usar accesorios?

R: Los accesorios son una parte integral de una colección y son usados para enmarcar cada *look*. Ya sea que se trate de una cartera o unos zapatos, un prendedor o un brazalete, los accesorios completan todas las imágenes. No hay reglas para los accesorios, y una debería experimentar con formas y tamaños de carteras, botas y hasta de joyas.

## JOHN GALLIANO,
### sobre no importar lo que piensen

P: ¿Lo excesivo en verdad nunca está demás?

R: ¿Demasiada imaginación? ¿Demasiada diversión? ¿Demasiada emoción? ¿Demasiada aventura? ¡De ninguna manera! Tener suficiente nunca es suficiente y cuando estás cansado de la rutina tienes que buscar la aventura de modo que nunca tengas suficiente—alimenta tu mente, cuerpo y alma, y vive la vida con una imaginación technicolor.

P: ¿Cuál es la prenda que debería estar en el guardarropa de toda mujer?

R: ¡Un amante—aquello atractivo que los haga ir ahí!

P: ¿Cómo han influenciado las diferentes culturas en tus diseños?

R: Estilos, culturas, mujeres de todo el mundo son como diferentes timbres de música—hay tanto con que bailar. Nunca deberías permanecer quieto.

P: ¿Qué encuentras eternamente elegante?

R: La gran Dodie Rosenkrans—ella tiene el ojo, el estilo y la imaginación para convertirla en la Peggy Guggenheim del mundo de la moda, y yo ¡tengo el honor de ser parte de su colección!

P: ¿Cuál es la mujer con más estilo que conoces?

R: Kate Moss—siempre lo ha sido—y siempre lo será. Viste para sí misma, para su humor, y eso es lo que la hace brillar.

P: ¿Qué es glamoroso hoy?

R: La confianza, la independencia, que no te importe lo que piensen, y optar por eso—el *glamour* es lujo, calidad, es conocer tus cosas y satisfacer tus deseos—en la moda, la vida; y vivir.

## SANTIAGO GONZALEZ,
### sobre pieles preciosas

P: ¿Qué debería buscar una mujer cuando compra una cartera de cocodrilo? ¿O cualquier artículo de piel preciosa?

R: Lo más importante es mirar la forma en que la piel fue utilizada en el producto. Debería estar cortada centralmente, lo que significa que el vientre de la piel debería estar centrado en la cartera o billetera, haciendo que la escala esté completamente balanceada en cada lado. Que tenga pocas costuras indica que es un producto mucho más fino.

P: ¿Qué otras telas puede combinar una mujer con las pieles preciosas?

R: Las pieles preciosas son el accesorio de lujo supremo. Van con cualquier género, color y estilo. La belleza de la piel radica en que cada producto es único. Cada producto es una colaboración con la naturaleza. Las escamas y diseños nunca van a ser los mismos, entonces cada cartera se vuelve única, con su propia personalidad.

P: ¿Cuál es el peor error que una mujer puede cometer al comprar/lucir una piel preciosa?

R: La gente piensa que como se trata de un artículo de lujo, debería ser negro o marrón. ¡Pero los accesorios están supuestos a ser complementos! Todo está relacionado a la experiencia. Se supone que te hacen sentir bien. Negro y marrón son siempre básicos, pero el turquesa y el rojo podrían brindarte una experiencia más feliz.

P: ¿Qué encuentras eternamente elegante?

R: Un diseño grandioso no sólo debería trascender el tiempo, sino también debería ser universal. Tiene que ser atractivo no sólo para todas las edades, sino también para todos los períodos y estilos. El mismo producto debería ser aplicable y válido para todas las generaciones. Esos son los sellos distintivos de un "clásico."

P: ¿Cuál es la mujer con más estilo que conoces?

R: El estilo es algo muy personal. Todas las mujeres lo tienen siempre que sean originales y auténticas.

# CAROLINA HERRERA,
sobre elegancia y estilo latinoamericano

P: ¿Cuál es tu secreto sobre la elegancia?

R: Para mi, menos es más.

P: Tú siempre logras que algo tan simple como una camisa blanca luzca chic, ¿cuál es tu secreto?

R: No se trata sólo de una camisa blanca, se trata del modo que la llevas y de cómo la combinas para ciertas ocasiones.

P: ¿Cuál ha sido tu mayor fuente de inspiración estilística?

R: La vida, en general, es una gran inspiración. Puedes tomar cosas de todo tu alrededor y ponerlas en el contexto adecuado. Un almuerzo con amigos, risas, libros, arte, jardines, colores, mi memoria: cualquier cosa puede inspirarme.

P: ¿Cuál es la clave del estilo latinoamericano?

R: El estilo latinoamericano es muy seductor. No es sólo lo que vistes, sino el modo en que te mueves, bailas, te ríes, hablas, lo que lo hace tan especial.

P: ¿Qué encuentras elegante en una mujer?

R: La actitud y la confianza son muy importantes.

P: ¿Cuál es la mujer con más estilo que conoces?

R: Daphne Niarchos.

# OSCAR DE LA RENTA,
sobre *glamour* y el buen gusto

P: ¿Cuál es el secreto del *glamour*?

R: La disciplina.

P: ¿Por qué tu ropa atrae a mujeres de edades tan dispares?

R: Atrae a mujeres de edades tan diversas porque la verdadera mujer de hoy es eternamente joven.

P: ¿Cuáles son los sellos distintivos del buen gusto?

R: Todo es según como lo mires.

P: ¿Cómo vistes a una mujer para un evento de etiqueta? ¿Para un cóctel?

R: Con aquello que la hará sentir más seductora y le hará proyectar su sentido de individualidad.

## ROBERTO CAVALLI,
### sobre estampados de animales

P: ¿Cuál es la clave para vestir estampados de animales?

R: Buscar tu propio sentido interno de magnetismo animal. Ten confianza en ti misma y diviértete con la moda.

P: ¿Consejos para las mujeres que usan colores?

R: El color es positivismo. Elige siempre el color que concuerde con el humor de tu día. Un vestido colorido puede tener poderes increíbles.

P: ¿Cuál es el secreto del estilo italiano?

R: Disfruta de la vida, y vive cada minuto a pleno.

P: ¿Qué encuentras eternamente elegante?

R: Una mujer que cuida de su aspecto a toda edad.

P: ¿Cuál es la mujer con más estilo que conoces?

R: Todas las mujeres que se sienten seguras de su cuerpo.

## DONATELLA VERSACE,
### sobre atractivo sexual y ese toque especial

P: ¿Cuál es la clave para lucir sexy a cualquier edad?

R: Moda, *glamour*, sensualidad—estas no son cualidades reservadas sólo para jóvenes. Cuanta más experiencia de vida

tiene una mujer, más segura y encantadora se vuelve. La mujer Versace puede ser una mujer fresca de veintidós años o puede ser una mujer glamorosa de cuarenta y cinco. Lo que estas mujeres tienen en común es que saben que la fuerza y la confianza están entre sus cualidades más poderosas; ser sexy es un estado mental.

P: ¿Consejos prácticos para vestirse para un viaje en avión?

R: Treinta años atrás, la gente usaba su mejor traje y equipo para viajar, ahora, las sudaderas son la norma. La vestimenta formal le dio a estas ocasiones cierta importancia. Volvía más glamorosas a estas pequeñas cosas, y extraño eso. Pero puedes estar cómoda sin sacrificar *glamour*.

P: ¿Cuál es la prenda que toda mujer debería tener?

R: Pienso que el artículo más valioso que una mujer debería tener no es en realidad una prenda de vestir; sino un accesorio. Las mujeres de estos días están tan ocupadas que no tienen tiempo para cambiar su ropa a cada minuto, o para modernizar sus guardarropas completamente con la última moda—es por eso que los accesorios se han vuelto tan importantes. Con sólo un cambio rápido de cartera y un par de zapatos, puedes cambiar instantáneamente tu *look* y humor. Los tacones altos son probablemente mi mayor obsesión: amo el *glamour* y atracción del par perfecto.

P: ¿Qué encuentras elegante en una mujer?

R: Sin ninguna duda, el atractivo con más estilo que una mujer posee es la confianza en sí misma. Versace es un estilo de vida que personifica muchos intereses y pasiones diferentes. Es casi imposible crear y hacer realidad una trayectoria que es verdaderamente tuya si no crees en ti. La mujer Versace no sólo es segura en sus gustos y estilo, sino también firme

en sus creencias. La mujer Versace sigue sus propios modos. Puede ser que tenga un no sé que, y no podrás describirla, pero reconocerás a esa mujer en el momento que entre a una sala.

P: ¿Cuáles son algunas de las mujeres con más estilo que conoces?

R: Las mujeres con más estilo que conozco son aquellas que tienen ese algo especial. Con fuerza y feminidad innatas, estas mujeres pueden reinar en una alfombra roja, tener un almuerzo relajado con amigos o también deleitarse en una llovizna primaveral espontánea—todo sin inmutarse. Fuertes, seguras y siempre tan encantadoras, ellas tienen un encanto magnético que desafía el status quo. Madonna, Demi Moore y Halle Berry están entre las mujeres con más estilo que conozco.

## CHRISTOPHER BAILEY,
sobre impermeables y otros básicos

P: ¿Qué artículos, además de un impermeable clásico, debería tener cada mujer en su guardarropa?

R:

· La camisa de hombre perfecta y fresca (incluyendo muchas de Jermyn Street—del tipo a rayas)
· Un par de *jeans* grandioso, de buen corte y sexy
· Una cartera Burberry Manor icónica
· Un montón de camisas polo cachemir en todos los colores
· Una chaqueta entallada

P: ¿Cuáles son tus consejos prácticos para combinar el estilo clásico con el estilo urbano?

R: Una actitud relajada, buena confección, zapatos ingleses hechos a mano y una sonrisa.

P: ¿Cuál es el mejor modo de usar un impermeable en el verano? ¿En el invierno?

R: Un impermeable puede lucirse sobre un vestido de noche, un par de *jeans*, un pantalón para correr, no hay parámetros con lo clásico.

P: ¿Qué encuentras increíblemente estilístico en una mujer?

R: La paz interior.

P: ¿Cuál es la mujer con más estilo que conoces?

R: Amo a Charlotte Rampling, aunque no la conozca personalmente.

# RACHEL ZOE,
## sobre el dramatismo y la alfombra roja

P: ¿Cuál es el consejo que le das a todas tus clientas?

R: Nunca hay una excusa para no lucir glamorosa.

P: ¿Cuál es la clave para lucir chic al estilo Hollywood?

R: Que no se te vea como si hubieras trabajado mucho para lucir como lo haces, pero sí poner ese esfuerzo cuando estás fuera de cámara.

P: ¿Cuáles son los elementos más importantes para estar lista para la alfombra roja?

R: Tener siempre ropa interior adecuada y una gran postura. La mala postura arruina cualquier *look*.

P: ¿Qué es lo mejor para lucir en una cena de gala?

R: Algo que no sea negro. Si es negro, tiene que ser dramático. Y llevar más accesorios de diseño. Grandes y audaces. No delicados. Me gusta el dramatismo.

P: ¿Para un cóctel?

R: Siempre un vestido corto o a la rodilla. No de fiesta. La clave aquí está en encontrar algo apropiado entre lo excesivamente elegante y lo muy poco elegante, lo cual se logra eligiendo telas caras, joyas grandiosas, tacos altos, labios rojos.

P: ¿Para una primera cita?

R: Primero, tienes que descubrir qué van a hacer y donde irán (por ejemplo, si están yendo al cine, no te pondrás un vestido, salvo que sea un vestido de verano). La clave está en lucir a la moda y cómoda. No quieres estar inquieta y preocupada por tu atuendo. Tampoco quieres verte como si te hubiera llevado diez horas alistarte. Nuevamente, siéntete cómoda.

P: ¿Qué encuentras eternamente elegante?

R: Algunos clásicos, como una cartera Birkin o una Chanel. Y esas tendencias que no pasan de moda, como los labios rojos y las pestañas fabulosas.

P: ¿Cuál es la mujer con más estilo que conoces?

R: Carine Roitfeld.

## VICTOIRE DE CASTELLANE,
sobre joyas... montones de joyas

P: ¿Cuál es la diferencia entre el modo en que las mujeres francesas lucen las joyas y la forma en que lo hacen las mujeres americanas?

R: Pienso que las mujeres francesas lucen lo que aman y no se preocupan por combinar diferentes estilos de joyas de un modo más bohemio. No temen usar varias piezas al mismo tiempo, usándolas como un medio para expresar sus pro-

pios estilos. Las americanas tienden más a usar piezas determinadas en forma individual, como un anillo o un collar increíble, que sobresalen por sí mismos. Ya sea que se trate de algo enorme o pequeño, audaz o delicado, las americanas lucen las joyas finas de un modo clásico.

P: ¿Cuál es la joya que toda mujer debería tener?

R: Un anillo enorme, de color.

P: ¿Qué es lo mejor para lucir en una cena de gala?

R: Depende de cada una individualmente. Puede ser un fantástico par de aros o un anillo enorme.

P: ¿En una primera cita?

R: Es mejor lucir una joya que te haga sentir hermosa. Y así el caballero conoce qué tipo de joyas amas, ¡y sabe qué ofrecerte en la segunda cita!

P: ¿Dónde encuentras inspiración para tus diseños? ¿Para tu estilo personal?

R: Para mis diseños, mi inspiración proviene de todos lados: de la moda, la calle, las películas, las exhibiciones y hasta los cuentos de hadas. En cuanto a mi estilo personal, ¡mis formas femeninas son mi inspiración! Sé que las faldas y los vestidos son para mí. Más allá de eso; mezclo todo lo que me gusta.

P: ¿Qué es lo que encuentras más elegante?

R: Me gusta la ropa femenina, especialmente los tacones altos. Amo el estilo de las mujeres de las películas de los años cincuenta y setenta; sus temperamentos eran tan despreocupados. Sostenían cigarrillos en manos adornadas con increíbles anillos e increíbles brazaletes en sus muñecas. También me gustan las mujeres que hablan y gesticulan de modo tal que parece que sus joyas vivieran.

P: ¿La mujer con más estilo que conoces?

R: Es difícil mencionar una persona en particular dado que hoy hay muchas mujeres que poseen un particular sentido del estilo. Una mujer que combina sus joyas como desea es lo que considero más interesante. Me gustan las mujeres como Helena Rubenstein y Barbara Hutton—la mejor amiga de mi abuela—quienes en su tiempo lucieron centenas de joyas juntas y se vieron muy extravagantes.

## CHRISTIAN LOUBOUTIN,
### sobre zapatos y suelas rojas

P: ¿Qué es lo que una mujer debería buscar y qué debería evitar cuando va a comprar zapatos?

R: Dependiendo del tobillo, evita la tobillera. Si tienes piernas estupendas, entonces maravilloso, pero la tobillera puede acortar la pierna en vez de alargarla.

P: ¿Cuál es el zapato que toda mujer debería tener?

R: Unos negros clásicos con un taco de cuatro pulgadas.

P: ¿Por qué la suela roja?

R: Es una luz verde para los hombres.

# HEIDI KLUM,

P: ¿Cuál es la clave para vestirse sexy pero elegante a la vez.

R: Pienso que la clave para vestirse sexy es no esforzarse demasiado. Es mucho más sexy cuando todo parece más natural. Puedes darte cuenta cuando alguien no parece cómodo con lo que tiene puesto—ropa que no calza adecuadamente o que no se ajusta a la personalidad de quien la lleva puesta definitivamente no ayuda, de modo que pienso que es importante ponerse algo con lo que te sientas maravillosa.

P: ¿Un consejo para las mujeres cuando compran y usan lencería?

R: Yo tengo montones y montones de lencería. Soy un Angel de Victoria's Secret, de modo que puedes estar segura de que mis cajones de lencería están llenos de ropa interior y sostenes preciosos! Personalmente me gusta la lencería sin costuras y pequeña. En un día común, pienso que es divertido ponerse lencería sexy aún cuando estés dando vueltas en tu ropa deportiva. Y un truco que les doy a los hombres que están buscando regalos para sus esposas o novias es comprar un tamaño pequeño…mejor que comprar una talla grande y que la chica diga: "¡Epa!"…¡ella siempre lo puede cambiar!

P: ¿Cuál es el secreto para vestirse bien cuando se está embarazada?

R: No creo que haya un secreto para vestirse durante el embarazo. Yo apenas compré alguna prenda de maternidad… en lugar de eso, simplemente usé un montón de vestidos de jersey y de algodón sueltos y cómodos, camisetas largas con y sin mangas y me compré *jeans* varias tallas más grandes de

los que normalmente uso y los usaba bajos. No soy una faná-
tica de los muu-muus. Pienso que es mejor lucir tu panza—
¡es hermosa y natural!

P: ¿Qué cosa encuentras eternamente elegante?

R: Pienso que las víctimas de la no-moda son eternamente
elegantes—gente que simplemente tiene su propio estilo, su
propio modo de producirse con un arte único, que no son es-
clavos de las tendencias ¡y que saben qué les queda bien!

P: ¿Quién es la mujer con más estilo que conoces?

R: Personalmente pienso que mi madre es superelegante. Le
gusta lucir juvenil y moderna, y cuando vamos de compras
juntas, ¡a veces ella es quien elige las cosas con más onda!

## VERA WANG,
sobre las bodas

P: ¿Cuál es el error de estilo más común que cometen las novias?

R: Pienso que el peor error que una novia puede cometer es no
estar reconocible. La esencia de quién es a veces se pierde
después de que todos la han cambiado. Sé fiel a tu propio
estilo. Si normalmente te vistes en forma conservadora, tu
boda no es el momento para probar algo risqué. Lo más im-
portante es llevar puesto algo que te haga sentir hermosa.

P: ¿Cómo hacen las damas de honor para lucir elegantes?

R: Las mismas reglas que se aplican a la novia, se aplican a su
séquito también. No hagan ninguna afirmación de belleza
extrema o inusual. Las alhajas deberían ser siempre mínimas
y el maquillaje natural luce mejor. Un color pálido puede ser
sutil y más romántico para una boda en verano, mientras que
los colores oscuros lucen maravillosamente en el invierno.

Las espaldas bajas o los escotes ligeramente décolleté pueden ser sexy y muy apropiados durante los meses de verano; un escote muy pronunciado, sin embargo, nunca es de buen gusto.

P: ¿Cuál es tu consejo para las invitadas cuando se están vistiendo para una boda?

R: En lo que se refiere a cuestiones de atuendo para la boda, todas deben, sin excepción, diferir de la novia. La hora, la estación del año y el lugar deberían condicionar la elección.

P: ¿Qué cosa encuentras increíblemente elegante en una mujer?

R: Las mujeres tienen que ser fieles a sí mismas. Deberías adherir a tu estilo personal sin importar cuál sea la situación. Una mujer nunca es más sexy que cuando está cómoda con su ropa.

## DOMENICO DOLCE y STEFANO GABBANA,
### sobre la seguridad en sí misma y el estilo

P: ¿Cuál es la clave para elegir el vestidito negro perfecto?

R: Una mujer tiene que conocer su tipo de cuerpo, cómo lucir ciertas áreas y esconder otras...para realzar su figura y abrazar sus curvas. El vestidito negro es algo que todas deben tener.

P: ¿Cuál es el secreto del estilo siciliano?

R: El secreto del estilo siciliano es vestirse siempre con seguridad en sí misma y sexy.

P: ¿Qué cosa encuentran eternamente elegante?

R: Además del vestidito negro y los zapatos de tacón aguja, defi-

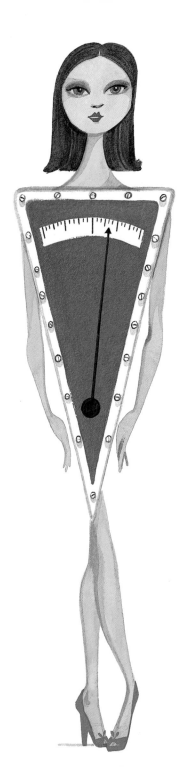

nitivamente el estilo interior de uno. Una mujer que se acepta tanto a sí misma como a su entorno...es refinada, elegante y sofisticada.

P: ¿Quién es la mujer más elegante que conoces?

R: No hay una mujer en particular, es la actitud de una mujer—cómo maneja su cuerpo, ya sea en la playa, caminando por la calle o en una alfombra roja. Ella debería irradiar confianza en sí misma, carisma; la belleza y el estilo le seguirán solos.

## GIORGIO ARMANI,
### sobre la elegancia

P: ¿Qué cosa constituye la elegancia en una mujer?

R: Uno podría dedicar un libro entero a responder esa pregunta. Otra posibilidad es responderla en los términos más breves posibles: es el resultado de un equilibrio natural entre la simplicidad, el cuidarse a sí mismo y la inteligencia. Todo esto genera el porte y la actitud especial que llamamos elegancia. Es una cualidad que, contrariamente a la creencia popular, no requiere de bolsillos abultados.

P: ¿Quién es la mujer más elegante que conoces?

R: Es una mujer a quien conocí a través de libros y revistas: la mágica Coco Chanel, que inventó todo y lo vistió ella misma, pintando su propio autorretrato fiel a través de su moda. Ella realmente es la mujer más elegante que he conocido, y la más elegante del siglo XX. Si estamos buscando alguien de nuestro tiempo, elegiría a Cate Blanchett, una mujer fuerte que sabe lo que quiere. Tiene una belleza natural y muy moderna; su *glamour* de estrella de cine realza los más espléndidos vestidos. Tiene una presencia magnífica, y su carácter ayuda a destacar su humanidad.

P: ¿Qué accesorio debería aspirar a poseer toda mujer?

R: Uno que combinase con su propia personalidad, que de algún modo hable en su nombre, algo que no sea estrictamente utilitario sino un reflejo esencial de su gusto y sus placeres. Un collar largo, atractivo, tal vez, de cristales y piedras semipreciosas, o un par de pendientes para enmarcar la cara. Pero en mi opinión, nada es tan indispensable como un *minaudière* hecho de materiales inusuales y preciosos, casi una joya antes que una cartera.

Capítulo Seis

NOTAS SOBRE LA MODA,
DÉCADA POR DÉCADA

"**Para ser irremplazable, uno siempre debe ser diferente.**"

COCO CHANEL

**S**i te encuentras en una mesa llena de diseñadores y todos están mencionando varios nombres (algo que rara vez sucede), esto debería ayudarte en el momento...

## LA DÉCADA DE 1920

LAS TENDENCIAS QUE HAY QUE CONOCER: el cabello batido, corto, faldas más cortas, talles más bajos.

LOS NOMBRES QUE HAY QUE CONOCER:

- GABRIELLE "COCO" CHANEL—vestidos de punto *jersey*, zapatos de dos tonos, el vestidito negro.
- JEAN LANVIN—adornos complejos, bordados y decoraciones con cuentas en colores suaves, claros, floreados.
- JEAN PATOU—introdujo la ropa deportiva para las mujeres, trajes de baño tejidos, la falda de tenis.
- PAUL POIRET—su auge fue anterior a 1920 (circa 1909–1914), momento en el que nos ayudó a liberarnos del corsé y le presentó al mundo los pantalones ajustados femeninos; diseñó a lo largo de los años veinte.

# LA DÉCADA DE 1930

LAS TENDENCIAS QUE HAY QUE CONOCER: regreso a la feminidad y al *glamour*, vestidos sin espaldas, medias de nylon.

LOS NOMBRES QUE HAY QUE CONOCER:

· MADELEINE VIONNET—ropas largas y sueltas; creó el cuello volcado y la blusa sin espalda.

· ELSA SCHIAPARELLI—primera en usar arte en su ropa; también usó cremalleras, hombreras, botones, colores fuertes (su exclusivo "rosa impactante").

· MADAME GRES—revolucionaria en sus paños intricados y cortes impecables.

# LA DÉCADA DE
# 1940

LAS TENDENCIAS QUE HAY QUE CONOCER: vestidos para el día, camisas con lazos como detalles, el *look* militar

LOS NOMBRES QUE HAY QUE CONOCER:

- CHRISTIAN DIOR—reestablece a París como centro de la moda, reactiva la alta costura, reintroduce el *glamour* con "el nuevo *look*" (cintura ajustada, enaguas acartonadas, faldas infladas), significa el fin de la guerra.
- BONNIE CASHIN—hizo de las botas un accesorio de moda muy importante.
- CLAIRE MCCARDELL—primer concepto americano de ropa deportiva para mujeres.

LA DÉCADA DE
1950

LAS TENDENCIAS QUE HAY QUE CONOCER: tacones altos, falda tubo, forma y volumen

LOS NOMBRES QUE HAY QUE CONOCER:

- CRISTÓBAL BALENCIAGA—Nos trajo los vestidos globo, los vestidos túnicas, los vestidos camiseros y la línea imperio.
- GIVENCHY—primer "enlace" de un diseñador y una estrella de cine (Audrey Hepburn), hizo famoso el vestidito negro, introdujo las prendas sueltas para combinar.
- CHANEL—regresa, se opone a "el nuevo *look*," introduce el famoso traje galonado con cadenas de oro, alhajas de fantasía, botones con monogramas, carteras acolchadas con cadenas.

# LA DÉCADA DE
# 1960

LAS TENDENCIAS QUE HAY QUE CONOCER: "mod," divertidas ropas revolucionarias, faldas cortas, estampados sicodélicos, colores salvajes, botas go-gó, vestidos hechos de vinilo, papel, celofán, metal, cubiertos de espejos, vestidos *baby-doll*.

LOS NOMBRES QUE HAY QUE CONOCER:

- PIERRE CARDIN—las primeras líneas de *prêt-à-porter*.
- MARY QUANT—defiende el movimiento de la juventud, introduce la minifalda, los mini *shorts*, lanza la carrera de Twiggy.
- YVES SAINT LAURENT—Abre una empresa de moda, hace del safari algo chic.
- EMILIO PUCCI—estampados psicodélicos, primera ropa para el *jet set*.
- PACO RABANNE—usa metal, papel, plástico en sus diseños.
- ANDRÉ COURRÈGES—padre de lo mini, usa figuras para recortar, mirillas, blusas muy finas.
- RUDI GERNREICH—trabajó con vinilo y plástico, lanzó el "monokini" (un bikini topless).

# LA DÉCADA DE 1970

LAS TENDENCIAS QUE HAY QUE CONOCER: disco, tendencia étnica, pantalones de pata de campana, minifalda, zapatos con plataforma

LOS NOMBRES QUE HAY QUE CONOCER:

- VIVIENNE WESTWOOD—madre de la revolución *punk*.
- SONIA RYKIEL—convierte a los géneros de punto en algo que está a la moda, usa darkblacks, imitaciones de piedras preciosas, bufandas estilo boas, sombreros tejidos al *crochet*.
- GEOFFREY BEENE—presentó en sociedad la geometría como moda
- BILL BLASS—puso el estilo americano en el mapa.
- ELIO FIORUCCI—estilo *rock glam*, botas de goma brillantes, piel sintética, chaquetas de Pop Art.
- CALVIN KLEIN—define una marca a través de la publicidad.
- RALPH LAUREN—introduce la primera marca de estilo de vida.
- NORMA KAMALI—revoluciona los trajes de baño con su "pull bikini."
- ANNE KLEIN—nos trae ropa deportiva americana.

# LA DÉCADA DE 1980

LAS TENDENCIAS QUE HAY QUE CONOCER: una década de color, trajes para ejecutivas y la invasión japonesa

LOS NOMBRES QUE HAY QUE CONOCER:

- AZZEDINE ALAÏA—diseños sexy y seductores con un énfasis en la figura.
- JAPANESE INVASION—Yohji Yamamoto y Rei Kawakubo de Comme des Garçons e Issey Miyake trajeron la moda oriental al escenario del mundo.
- DONNA KARAN—trajo una propuesta femenina a la ropa de confección.
- TOMMY HILFIGER—hizo de la americana *preppy* algo chic, más tarde adoptada por el *hip-hop*.
- BILL BLASS—llevó la ropa deportiva americana a su máximo nivel; adorado por las mujeres de negocios y las esposas de los ejecutivos.
- PERRY ELLIS—una nueva onda de ropa deportiva americana, usó fibras naturales y de color, elegantes variaciones sobre los básicos.
- PRADA—Miuccia Prada, sobrina del fundador de la compañía, comenzó a producir moda de confección que llegó a dominar "la mezcla."
- CHRISTIAN LACROIX—creó la falda *puf*.
- MANOLO BLAHNIK—hizo del zapato algo tan importante como el vestido.
- JEAN PAUL GAULTIER—tomó detalles de la lencería y los hizo moda (Madonna y el corsé).

# LA DÉCADA DE 1990

LAS TENDENCIAS QUE HAY QUE CONO-
CER: minimalismo, simplicidad y
*grunge*

LOS NOMBRES QUE HAY QUE CONOCER:

- MARC JACOBS—trajo lo *grunge* a la
pasarela.
- TOM FORD, PARA GUCCI—le mostró
al mundo cómo vender lo sexy.
- GIANNI VERSACE—audazmente sexy
con un estilo de vida para combi-
nar.
- DOLCE & GABBANA—ropas superfe-
meninas para la Sophia Loren del
día de hoy.
- ROBERTO CAVALLI—diseños *hippie*
lujoso; usó estampados de animales, plumas y cuero.
- THE ANTWERP SIX—seis diseñadores, todos graduados de
la Royal Academy of Fine Arts en Antwerp, nos trajeron la
visión de los elementos contrastantes, incluyéndose entre
ellos: Ann Demeulemeester (mezcla de géneros inusuales),
Dries Van Noten (mezcla de diseños clásicos con un aspecto
altamente personalizado), Walter Van Beirendonck (mezcla
violenta de colores divergentes).

# LA DÉCADA DE 2000

LAS TENDENCIAS QUE HAY QUE CONOCER: nacen las supermarcas, los magnates de la música como diseñadores y la cartera se vuelve de suma importancia

LOS NOMBRES QUE HAY QUE CONOCER:

- ALBER ELBAZ, PARA LANVIN—trae de regreso la feminidad y el romance con la seda, vestidos plisados, cintas de raso.
- CHLOÉ—trae de vuelta el estilo femenino, con blusas inspiradas por lo *vintage* y pantalones sexy.
- JOHN GALLIANO—experto en lo dramático.
- KARL LAGERFELD, PARA CHANEL—la reinvención de todas las prendas principales de Coco Chanel, y creó el culto de Coco LV—el nacimiento de la cartera de diseñadores.
- OSCAR DE LA RENTA—viste a todas las primeras damas (sin importar el partido político).
- ZAC POSEN—ropas para hacer una entrada.
- CHRISTIAN LOUBOUTIN—zapato de suela roja, amado en todos lados por todas las mujeres importantes.

Si una chica luce sensacional cuando viene a tu
encuentro, ¿a quién le importa si llega tarde?
*A nadie.*

THE CATCHER IN THE RYE

# Algunas reflexiones

ME HE PASADO UNA BUENA cantidad de temporadas viendo cómo las tendencias en la moda vienen y van, los mitos de estilo son creados y desmontados, los dobladillos suben y caen. El único consejo firme que tengo para ofrecerte es: no lo tomes tan en serio.

He encontrado (a través de una observación cuidadosa y desconcertada) que las mujeres que toman la moda y el estilo demasiado en serio empiezan a volverse un poquito locas y la locura luce bien en unas pocas personas. La onda, la calma y la confianza en sí misma, en cambio, lucen bien en más o menos todas. Comenzarás a notar que claramente el aire de confianza con onda siempre viene del rincón de la sala donde las mujeres más elegantes están reunidas. No siempre son las más bonitas, las más delgadas o las más adineradas de las invitadas a la fiesta. Pero a menudo son las más despabiladas porque saben que ninguna de esas nimiedades (belleza, cuerpo, billetera) realmente importa. Lo que sí importa es que ellas están cómodas consigo mismas. Observa a esas mujeres, aprende de esas mujeres, ámate a ti misma como estas mujeres se aman a sí mismas y encontrarás que el estilo proviene de adorarte a ti misma tanto como para que te vistas enteramente para ti y para ti sola. Porque, finalmente, tú eres el único juez que realmente importa.

El estilo es una cuestión de descubrir quién eres y quién quieres ser en el mundo. Espero que elijas ser fabulosa, audaz, divertida, inspirada y tú misma.

*Todo lo que puedas imaginar es real.*

PABLO PICASSO

# Agradecimientos

ME GUSTARÍA AGRADECER A AQUELLOS que hicieron posible este libro:

Rene Alegria, editor extraordinario, por su paciencia infinita y sus fechas de entrega postergadas.

HarperCollins por su equipo increíblemente profesional, en especial a la talentosa Shubhani Sarkar.

Rubén Toledo, por sus asombrosas ilustraciones—es realmente un sueño hecho realidad estar en el mismo libro juntos.

Mi esposo, David y mi hijo, Lucas: mis favoritos—y más pacientes—hombres entre todos.

Todos los diseñadores (y la gente detrás de ellos) por su gentil apoyo y participación, incluyendo a Giorgio Armani, Christopher Bailey, Tory Burch, Roberto Cavalli, Francisco Costa, Victoire de Castellane, Oscar de la Renta, Domenico Dolce, Stefano Gabanna, John Galliano, Frida Giannini, Santiago Gonzalez, Carolina Herrera, Iman, Heidi Klum, Michael Kors, Reed Krakoff, Ralph Lauren, Christian Louboutin, Elle Macpherson, Gilles Mendel, Margherita Missoni, Zac Posen, Cameron Silver, Isabel Toledo, Diane von Furstenberg, Vera Wang y Rachel Zoe.

Todos mis amigos en *Elle*, *Project Runway*, la Weinstein Company, Kym Canter, Jade Frampton, Malina Joseph, Erin Kaplan, Monica Haim y Marissa Matteo.